天下文化
BELIEVE IN READING

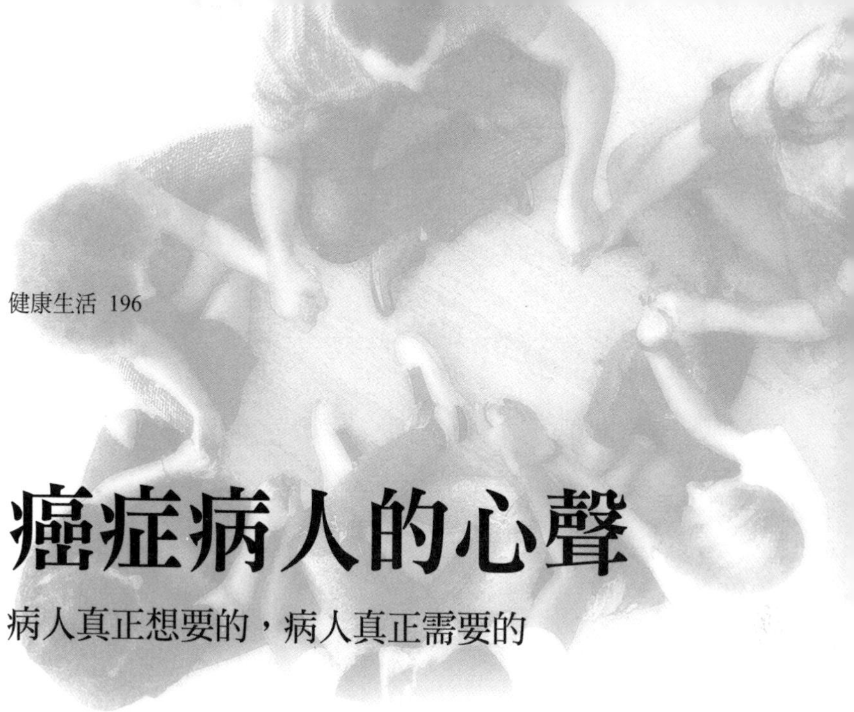

健康生活 196

癌症病人的心聲

病人真正想要的，病人真正需要的

Voices of Cancer

What We Really Want, What We Really Need

by Lynda Wolters

琳達・華特絲 著　李穎琦 譯

癌症病人的心聲

目錄

第二部　撐過治療

第三部　往「新常態」昂首邁進

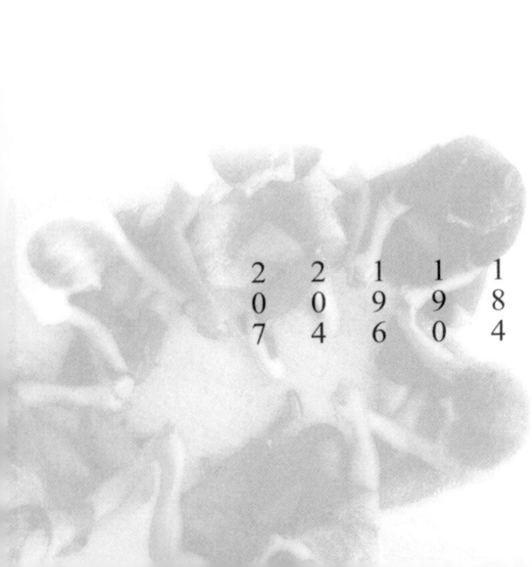

無消多提，本書得以付梓，歸功於所有我在癌症世界結交的新朋友，
其中有些朋友已經遠去了。
謹致心胸開放、推襟送抱、樂意暢談的各位：
你們合力促使這事成真了，本書獻給你們。
亦感謝所有照顧者、朋友、心愛的人，在我們抱病的日子裡不離不棄。
沒有你們，我們可能就不在這兒了。

（為保護個人隱私，部分人名與身分資訊已變更。
本書內容不得代替正規醫療。
讀者應定期向醫師諮詢個人健康相關事項，
尤其應討論可能須經診斷或接受醫療照護的症狀。）

合作出版總序

樹立典範——給新一代醫療人員增添精神滋養

黃達夫醫學教育促進基金會董事長
和信治癌中心醫院院長　黃達夫

我一直很慶幸這四十幾年習醫與行醫的生涯，適逢生命科技蓬勃發展，醫學進步最迅速的時期。在這段時間，人類平均壽命幾乎加倍，從戰前的四十幾歲增加到今天已接近八十歲。如今，我雖然已逐漸逼近退休年齡，卻很幸運的能夠與年輕的一代同樣抱著興奮的心情迎接基因體醫療的來臨，一同夢想下一波更令人驚奇的醫學革命。

我更一直認為能夠在探究生命奧祕的同時，協助周遭的人們解除疾病帶給他們的痛苦，甚至改變他們的生命，這種經常與病人分享他們生命經驗的職業，是一件極具挑戰性、極有意義的工作。在我這一生所接觸的師長、同僚和後輩中，我不斷發現樂在工作的人，都是從照顧病人的過程中獲得滿足，從為病人解決問題的過程中找到樂趣。而驅使他們進一步從事教育、研究、發現的工作最強有力的動機，也是為了解決病人的問題。自從我進入醫療工作後，因著這些典範的激勵，支持我不斷的往前走，也常讓我覺得能與他們為伍是個極大的光榮，更讓我深深感受到典範對我的影響力和重要性。

除了周遭生活中所遇到的典範外，我相信在每個人的生命中，必定也經常從書籍中找到令我們欽慕的人物和值得學習的經驗，這些人、這些觀察也常具有相同的影響力和重要性。因此，我過去曾推薦一些有關醫療的好書給天下文化出版社，建議他們請人翻譯出版，這次當天下文化出版社反過來提議與黃達夫醫學教育促進基金會合作出版有關醫療的好書，由基金會贊助提供給國內的醫學院學生和住院醫師時，我認為是件非常值得嘗試的工作，董事會也欣然認同這是件值得投入的事情。目前計劃每年出版三本書，給國內新一代醫療人員增添一些精神上的滋養，希望能激勵他們從醫療工作中找到生命的意義和生活的樂趣。

二〇〇二年一月十五日

自序
我的「癌症轉移」

我曾是個沒罹癌的人，站得離這個可怖疾病遠得很，戴了一副玫瑰色眼鏡，對著我那精采紛呈、樂趣滿載的人生，幻想完美結局。我會活到八十五歲左右，銀髮飄逸有型，腿上一條高齡女士的聚酯纖維褲子，上身是色彩繽紛的襯衫（要像我奶奶一樣塞張面紙到袖口），老花眼鏡可能棲歇在鼻頭；或是繫上做工精緻的鍊子，懸盪在頸部。退休後的生活早就規劃好了：旅行、探險、活動、孫兒。時間一到，希望在睡夢中離去。無疼無痛，不用拖拖拉拉：就一天晚上，把頭放在枕上，然後「噗呼——」走啦！

然而，現實是，我絕對體驗不到。那些幻想，屬於「癌症轉移」之前的我。

以前，我只知道身邊幾人罹癌：我的表姊瓊妮，還有幾年後她的媽媽——艾娜阿姨，也罹癌。當然，朋友的朋友或朋友的爸媽也得了癌症，雖然我為他們難過，和他們一起流淚，有時候也參加朋友愛人的告別式，卻從未站在面對癌症的第一線。我遮蔽了雙眼，好傻好天真，不知不覺成了自私鬼。

我當時以為自己對他們很好。以我對這世界的了解，並不覺得誰會故意對病人無禮、刻薄或有意傷害，我本身也不會。然而，就在我成了癌症病人之後，才發覺，原來自己和許許多多的人一樣，都曾不經意傷害自己關心疼惜的親友。

艾娜阿姨癌症纏身數年後離世。但是瓊妮戰勝了癌症。我很愛瓊妮，把她當親姊姊，但她接受治療的時候，我卻愧對了她，一次都沒去探望，只詢問其他親屬，間接了解她的近況，請他們代轉達：「幫我跟瓊妮說，我掛念著她，我都在，需要什麼都可以打電話給我。」當然，瓊妮沒打來，我想她大概沒需要什麼吧。

離瓊妮家那兩小時的車程，似乎遠得要命。瓊妮罹癌後，艾娜阿姨也確診轉移性乳癌。我倒很常去找阿姨，車程不過和瓊妮家一樣，花個兩小時到醫院，坐在她身旁，握著她的手，安撫她，也安撫照顧阿姨的我媽。我知道自己人得在場，支持她倆，無論多麼不便。現在回想，我很欣慰自己當時真的排除萬難，把艾娜阿姨放在第一位。

但我知道自己辜負了瓊妮。我太忙於生活，照顧孩子，拚搏事業——我的世界太多雜訊，沒辦法把我和自己的事情擱置一旁，連僅僅兩小時都撥不出來。我沒辦法當面安撫瓊妮，握著她的手，帶晚餐給她，或者，替她清理廁所。我很愧疚。瓊妮步入緩解期許久以後，我才得知，瓊妮抗癌時，大多時間都是獨自承受……而且她家廁所，一年都沒清理。她太虛弱，病太重，平常根本沒辦法打理家事。她沒有對外求援，不僅得單打獨鬥，還得忍受不乾淨的廁所。

請理解，**癌症病人很常單打獨鬥**——我們不會對外求援，可能就只是出於人的天性、自尊，或是不願面對事實，拒絕承認自己無法自理生活。

多年後，輪到我與癌症行殊死戰時，我聯絡了瓊妮，向她道歉：她在最需要我的時候，我卻不在她身邊。她無上體貼，安慰說不需要道歉：「我的好妹妹，大家本來就不知道要說什麼，要做什麼。」我的失職，她欣然原諒；我發誓自己不會重蹈覆轍。

瓊妮陷進病魔泥淖時，我竟與她沒有互動，實在太無腦了。我領會到自己做的並不夠，不應該只對她說「我都在」，而是本人「真的要在」——我該主動採取行動，提出具體之道，而不是又丟了一個問題給戰場前線的士兵苦惱。我領會到更重要的教訓是，必須直接採取行動，實踐這句真言：「先往前邁進，再乞求原諒。」

我罹癌後，才真正明瞭什麼叫做**需要完整支持，病人本身與照顧者皆然**。若要促進個人整體福祉，情感支持是不可或缺、又舉足輕重的一環。面對罹癌這回事，此言再真實不過。

我病中困頓之時，覺得有些親朋好友棄我於不顧，但我必須和瓊妮一樣原諒他們。有的親友「不想打擾我」，有的以為我身邊已有夠多人在，想說最好先等等，以後再來看我；這些人，我心仍留著傷疤，痛仍待撫平。他們可曾知曉其實沒人在我身邊，可曾發現我如何度過分分秒秒，孤寂有之，悲傷害怕有之。

我治療期間，瓊妮來找過我幾次。她克服了我前幾年對她造成的傷害，將她的時間獻給了我，表現出關心、愛，讓我知道，我在她心中很重要。她以恩慈教導我寶貴的一課。

癌症本身也是個教法一流的老師，諄諄提醒我多與他人交流，更將心比心，還有「真的要在」，要從不同的觀點看待生命，更明確認清自我與他人，欣賞松鼠、雨滴等生命中的小事物，少點批評，多點笑容，多點幸福的淚水，多點愛。

儘管我從未希望罹癌，卻絕不希望在抗癌過程中的體悟有所減損。我的筆下窺探了癌症病人的心聲，可能有助你更加了解病人的需求與感受；我也記下一些想法，反思該對病人說什麼、不該說什麼、病人希望如何受到對待。

病人以及病人身旁的人一接觸癌症，都會聞之色變，惶惶不可終日，是每日每夜都得面對的事實，真正是生命的一部分。你可以做的，就是伸出雙手，實際協助。這種舉動微小卻重大，承受苦痛的親友將感受到莫大支持。

提筆寫書的使命

愛說話，素來是我與生俱來的厚禮。爸媽說，小時候的我會抓著任何東西說話；有次他們給我一支湯匙，顯然我對著湯匙侃侃而談，長長獨白。但我要多說一句為自己辯護：當時我才兩歲。

長大後，多話有時候會陷我於不義，通常讓我在課堂上碰了滿鼻子灰。大多時候，愛交際的特質讓我無論與誰首次碰面，陌生人的關係可不會持續太久，我深以為傲。罹癌則成為相當值得回味的方式，得以善用這天生愛說話的厚禮。

我老公請我開個網路日誌，向親朋好友報告近況，這樣他才不用被迫不斷複述我的治療狀況。日誌內容本來只和治療有關，我語帶保留，小心翼翼，不想太私密或太寫實。不過，隨著時間推移，我愈來愈開放直接，各種想法、感受、身體真實的軌跡，我都大膽寫下。長期腹瀉的痛，對醫師超不耐煩而掉頭離開診間，我都真誠無懼的記錄下來，結果，大家反而由衷感激。

這批日誌培養了一群相當忠實的讀者，有些我根本不認識，只是受到朋友推介，想說看看我的文字可能或多或少有所助益。我有次在美式足球比賽上，遇到一名婦人，她表明是我的讀者，女兒得乳癌時，她剛好讀到一段我說自己在治療時遭到母親遺棄的感覺，使她深有共鳴，這才意識到她也對女兒做了同樣的事。淚眼婆娑的她坦言，因為我的日誌，她付諸行動，開始陪伴女兒赴一次又一次的門診、療程，成了女兒身邊一位重要的戰友。

實際遇上這類讀者，聽著他們滔滔說起感激我敞開心胸，著實是莫大的鼓勵。閱覽網路日誌一篇篇讀者的評論，感覺實在奇妙，讓我有動力繼續敲打鍵盤。有人說，他們讀了我寫的故事，才更加明白親友的癌症之路。我知道這點後，實在很難不覺得自己背負了使命，誠惶誠恐，卻也大受激勵。

我開始隨身攜帶小筆記本，記錄治療期間的所見所聞：候診區對話的片段、其他癌友給我的回答。我彙整這些言語後，發覺其中有些連結。無論什麼身分、來自哪裡、背景為何、年齡大小（我只和成人互動）、有何信仰，人人都有同感：只有同為癌症病人，才能真正理解病人經歷的一切。

每個病人都有孤立無援與遭受誤解的感受，似乎舉世皆然。雖然身旁的人已盡量提供支持，通常仍抓不到重點，無法理解病人須聽見的話語、希望受到照顧的方式、關心在意的事物。

我發現，這也是另一個舉世皆然的主題。面對或許是末期的診斷結果，生命儘管驟變，卻都獲得煥然一新、且極為清明的人生觀——經歷了「癌症轉移」。

好幾十人給予我大大鼓勵，醫師、護理師、病人、照顧者等，都勉勵我寫下這些談何容易的主題。我們這些癌症病人，可不會那麼大無畏的透露心聲：恐懼、黑色幽默、接受自己罹癌後的全新啟發，以及，走在正途上而經歷一番澈悟後，希望他人也能珍視這種清淨的美好。

這種轉移好單純：生命無限美好！

我率先從滌清心靈的罹癌回憶錄著手。回憶錄已完工，躺在我家辦公室的地上，而且應該會一直躺在那兒，等待我決定：是要等我離世後留給家人讀，還是要在我離世前，當作火種，生一把絢爛的火。

恰好是在我罹癌兩週年之前，我參加了科羅拉多州的「史詩體驗營」（Epic Experience），這是成年癌症倖存者參加的營隊。那時我已清楚體認到自己人生境況的轉移，深深覺得該對此多加著墨。在營隊中，學員輕鬆隨意的獲封「大女孩內褲」*。我從許多學員身上獲益更多。大家心胸都好開闊，好赤忱，好真情流露，好樂意暢敘我擲給他們的主題。我對大家的愛如蒼天浩浩。

在自我探索與自我實現的那一星期，我終於找到方式，得以善用我對這駭人惡疾的所知所學。或許，我可以啟發癌症圈外的人更深入理解圈內的情形。

宗教不等同於信仰

我並不是生來就受洗，家中也沒奉行什麼宗教教育，不過，我的個人信仰根深蒂固。我爸當初沒讀完神學院，過了快五十年才願意踏進教堂。他和天主之間應該有某種私人恩怨，花好長時間才解決，只是細節無從得知了。我媽成長過程中沒受到宗教薰陶，外公外婆也沒有認同或反對任何宗教。不過，我五歲就開始上教堂，只是因為深受吸引。我在家鄉小鎮，上過不同教堂後，最終信了天主，十二歲受洗。

青春年華的我信仰虔誠，每星期辦和好聖事，領受聖體。我搬出去自己住後，開始早上參與彌撒，中午也去，宗教讓我感覺掌舵人生，積極向上，我知道

＊譯注：即 big-girl panty。出自俗語「你該穿上大女孩內褲了」（it's time to pull up your big-girl panties），意指該長大了，得做自己不願意做的事。

跪拜與劃十字聖號的確切時機，各式禮儀的穩定感撫平了惶惑，捎來寧靜安詳。

二十五歲左右，我的宗教信仰瓦解了。六年的光景，兩個孩子出生，第一段婚姻以失敗告終。這段時間身心交瘁，情緒動盪，我便暫時不去教堂，後來還是覺得需要回到安全的避風港、我的歸屬——教堂。我步進和好室，屈膝跪下，劃出十字，對著在簾幕後的神父說道：「請神父降福，因我犯了罪。從我上次行和好聖事到現在，已有一段時間，在省察後，請求天主原諒我的罪過。」我慚愧低頭，告明了再婚等罪過。結果，神父回應，因我未經教會批准，離婚無效，這第二段婚姻也無效。對教會而言，我就是活在罪過中，罪名基本上就是通姦，在教會眼中我只不過是淫妓，必須處以絕罰，不准再領受聖體。我的天主教日子就這樣劃上休止符。

我失去了宗教，信仰也分崩離析，開始躲避天主。我因離婚再婚，多年來無地自容，精神墮落，私生活失控。想想才不過幾年前，我還讓聖神充滿，曾想做修女呢（儘管念頭稍縱即逝）。

我還是天主教徒之時，從未仔細研讀《聖經》，只在彌撒時大致了解撰寫福音的四位神祕聖史：瑪竇、馬爾谷、路加、若望。天主教大門在眼前闔上之際，我才拾起《聖經》，想填滿失去歸所的空虛，培養每天早晨閱讀幾頁的習慣，持之以恆。這些年來，我讀經的次數不知凡幾，唯有《默示錄》，我避之唯恐不及。畢竟，想也知道，會讀到自己因那無可寬恕的罪過，受到審判，遁入某種可怖之地，四周環伺厲聲尖叫的魔鬼。年輕時的宗教洗禮與罪惡感糾纏著我，讓我遲遲讀不完，不過，我有信心，天主應該無論如何都會讓我免於遭受天譴。

我從晨讀了解到，宗教與信仰截然不同。宗教來自人對《聖經》的解讀，包含規則與處方；信仰則來自人的信念，相信在俗世生命之外，有更廣闊、更偉大、更神聖的存在。信仰，我會持續抱持；宗教，就放掉了。

我會指出這點，是因為自己對於天堂與天主的信心，又將在數十年後經歷一次更嚴峻的考驗。我深信，對許多與癌症共存的人而言，看待信仰或造物主的嶄新觀點或延伸觀點，正是癌症轉移的主要內涵。

了解與癌症共存的意義

除非你已抗癌成功，或目前還在接受治療，否則不會體驗到我們這群人的癌症轉移心境。不過，你還是可以學著轉移心境，了解與癌症共存的意義。我撰寫本書的目的，即為此。

我已盡力蒐羅各式各樣的觀點、個性、見解，大家的癌症旅程或與我類似，或迥異於我。接受我訪問的癌友，第一期至第四期皆有，我與他們討論對於癌症及其漣漪效應的觀感；我也嘗試納入複雜而值得深入探查的議題。

期盼你讀到最後一頁時，已經更深入認識癌症，能更從容與癌症病人互動、提供支持。也期盼你能因本書獲得啟發，從我們的經歷之中，拾得你生命中真正重要的事物。

第一部

知道罹癌的當下

許多癌症病人有哪些心內話，
陪伴者又需知曉哪些大小事。

病人

該穿上大女孩內褲了

確診：驚嚇，不承認，困惑，不相信。

如果你態度實際又悲觀，那麼事實便是：大家自呱呱墜地那刻起，就慢慢踏進棺材了。但說實在的，有誰真是這樣想？

我得癌症，我快死了。

我步入四十九歲後過了三星期，得到這樣的診斷結果：非何杰金氏被套細胞型淋巴瘤第四期。我和大家一樣，壓根兒沒想到這種事會發生在我身上。畢竟，我的生活應該是健康的典型？我吃對的食物，早在羽衣甘藍還沒列入超級食物王牌的時候，就慧眼識英雄了；不喝酒，只抽點菸（誰沒在年少輕狂的時候，稍稍失心瘋？），從未嗑藥，平日每天早上運動，每星期幾個晚上跳跳國標舞、搖擺舞，純粹好玩。我熱中戶外活動，泛舟、健行，凡是能晒太陽的，樣樣都來。我是我認識的人之中，最健康的那一個。

我和數十名癌友聊過，才知道原來罹癌前的我不是唯一的健康寶寶；許多人罹癌前，也覺得自己是朋友圈內榜上有名的健康寶寶。有些和我聊過的癌友，雖未必一心一意追求健康，卻沒想過會罹癌。

還有些人罹癌，旁人早就覺得是意料之中，例如，每年哈上四十包菸的老菸槍，得了肺癌。不過，無論你是哪種人，過著哪種生活型態，現在處於哪個人生階段，聽到「是癌症」這三個字，絕對還是驚嚇再驚嚇，反應百分之百是：「是什麼？是開玩笑吧！」

我獲知診斷結果時，也沒兩樣。這三個命運之重的字，一來到我耳際，只有驚嚇再驚嚇。沒錯，我是一直很勞累，事實上是心疲力盡，不過我歸咎於爸爸最近過世，我壓力很大。爸爸過世兩星期後，我淋巴結突出於頸部兩側，我一直用這理由來搪塞忽略，「這種科學怪人般的外表當然是壓力造成的啊，」我一直聽到自己的聲音。我開始掉體重，但告訴自己，「才區區幾公斤。」我開始沒食欲，白天得小睡片刻，沒事吧，是因為爸爸過世讓我有壓力吧？**當然可能是啊**。

健康惡化的原因是什麼，我和老公喬迪（Jody）坐在診間等待結果出爐前，已經翻查過一輪資料。呃，事實上，是我自己查的。我一股腦兒搜尋 WebMD 和谷歌，大量蒐集「網路醫師」提供的資訊。但喬迪沒那麼投入。我花很多時間查詢統整，東猜西猜是哪種癌症，咕咕噥噥。喬迪則有點煩躁，說：「你幹嘛要自己嚇自己？」

我回道：「我得知道自己身體的狀況啊。」然後繼續在搜尋列輸入詞句，找出什麼病會出現我的症狀：**一直清喉嚨、體重變輕、疲勞。癌症的症狀有哪些？甲狀腺疾病的症狀有哪些？**

最終，老是推導出甲狀腺疾病，反正不是甲狀腺癌就是非何杰金氏淋巴瘤。谷歌醫師和 WebMD 醫師的回覆都是：「疲倦感、全身不適、體重減輕、夜間盜汗，可能是淋巴瘤的病徵。」我夜間**不會**盜汗，便安慰自己：「當然不會是淋巴瘤。」雖然我**覺得**就是。

我陷入瘋狂迴圈，在甲狀腺疾病和淋巴瘤之間往復，祈禱不是淋巴瘤；我說服自己是甲狀腺出了毛病，任何一種都好，罹患甲狀腺癌也沒關係，就是不要淋巴癌。我還真的祈禱拜託讓我得甲狀腺癌；畢竟，若經藥物控制，沒甲狀腺也能活。

診斷結果出爐前的幾個星期，我做了一連串檢查，頭頸部電腦斷層掃描、甲狀腺超音波檢查、細針穿刺、粗針切片，其中一個科學怪人般的淋巴結拿去切片化驗，還做了正子斷層掃描。我犯了新手錯誤：先做檢查、判讀部分病歷，最後才赴醫師的追蹤門診。

我傾注心力爬梳文獻，找出檢查結果與網路資料的相關性，然後只有老公可以討論。他滿可憐的。我不願向孩子、媽媽、朋友透露任何消息，理由是「不想讓他們有壓力，等到事情確定再說」，只好抓著他當我唯一的共鳴板。

疲倦感和喉嚨緊繃究竟是不是自己嚇自己呢，還是與廣泛性焦慮症有關？難道更恐怖，其實是癌症之類的？總之，宣判的那天一到，我倆都盡量各自做好準備：我裝備了已掌握的研究資料，記事本上寫好問題，喬迪則把頭埋進否認的沙堆，私心盼望只是因為我爸過世帶來的壓力。

醫師步入診間，後頭跟著助理和護理師，我倆一看就知道苗頭不對。怎麼會有三位醫護人員一起進檢查室？鐵定要宣布壞消息。醫師連招呼都不打，直接坐上小小的圓矮凳，雙手十指交握，放在膝上，吸了大大一口氣還發出聲音，最後語調陰沉：「你有B細胞淋巴瘤，特徵顯示為被套細胞型。我很遺憾。」

接著一點停頓都無，醫師繼續談起檢驗、專科醫師、治療方案。可能是為了快速帶過剛剛的檢驗結果，或因為他不希望那番話的沉重，造成我的歇斯底里，但無論怎樣，我聽到的都只有「哇啦哇啦——」，只見他的嘴唇一開一闔，我還在努力理解他最初那句話的意思，其他的字詞，我一概不懂。套句癌友的話，我當時出現所謂的「查理布朗症候群」*；查理布朗上課時，老師說的話，在他耳中聽來就是「哇啦哇啦——」。

「等等，什麼意思？」我邊說邊將掌心對著醫師，請他暫且停下，「不是甲狀腺癌嗎？」

「你不是得甲狀腺癌，是淋巴長腫瘤，」他耐心解釋。

「不過，我以為是甲狀腺長腫瘤，那麼多項的檢驗——我仔細讀了報告，還做

* 譯注：即 Charlie Brown Syndrome，為癌友自創。查理布朗是美國報紙連環漫畫《花生》（Peanuts）的主角，為史努比（Snoopy）的主人。此詞在網路上還有其他定義。

了研究——」

「癌細胞已經進入血液系統，進入淋巴結，擴散至甲狀腺。很抱歉，我這邊不能再繼續幫你了，得替你轉診至血液腫瘤科，找專門治療血液疾病與癌症的醫師。」

「腫瘤科」的現實感，給我重重一擊。我望向坐在角落的老公，他的嘴微張，眼淚也即將潰堤。「他在說什麼？」我喃喃自問，不顧檢查室的其他人。喬迪一個字都吐不出來，只能從椅子上瞪著我，眼神透露著不敢置信。

其後幾個星期是更多的檢查、掃描、切片、超音波、門診，確認了之前的診斷：我確確實實，得了非何杰金氏淋巴瘤第四期，再細分為被套細胞型。癌細胞已擴散至頸部、腋窩、腹股溝淋巴結，最多位在甲狀腺，腸胃道從頭到尾都有，骨頭裡也有。所有神祕症狀，突然都經過驗證了！

被套細胞型病人相當罕見，僅占非何杰金氏淋巴瘤病人的百分之五，不過我更難接受的是，同型病人有四分之三都是超過六十歲的男性。**真的假的？**我是四十九歲的女性。我小兒子之後對我說：「媽，你不只中樂透，還中了頭獎。」

確診第一天，我們離開診間，搭電梯下樓，一片靜默之中，我突然思緒相當清晰，立下決定——我第一次的**癌症轉移**。我要保持真誠開放的心胸，期盼能靠著天主的恩寵，從容走過這段旅程。就在那個當下、那個場所，我轉頭對僅結婚一年的老公說：「你沒必要陪著我，不需要堅持待在我身邊。」

喬迪驚愕不已。「你在說什麼？」他豆大的淚珠滾過臉龐，思緒依舊深陷在醫師那一席話。

「你不需要受苦，」我說：「聽好了，你如果現在就這樣不理我了，沒有人會怪你，你可以趕快逃走。真的啦，如果你就這樣離開，我也能理解。但你真的要離開的話，就趁現在，如果之後才離開，大家只會把你當作沒良心的混蛋，竟然拋棄快死的老婆。」

我們站在診間外，頂著大太陽，直視對方，兩人都對過去幾星期以來的結果深受震懾。半晌，他開口：「我不會離開的，我愛你。」

我回答：「好吧，但你得留下來了，不能拋棄我。」

喬迪說：「我不會，但你也趕不走我了。」

他的決心接受考驗的時機，比預料的還早，因為，經過第一輪檢查，腫瘤科醫師揭示了重大事實：這類型的癌症還沒辦法治癒，而且確診為末期後，平均壽命為五年。這番話突如其來，我還沒準備好聽到這種答案，只得任自己再次陷入查理布朗症候群，醫師口中竄出「哇啦哇啦——」。

老公、我、我自己的生活，都不會再如往昔了。該穿上大女孩內褲，為自己的生命奮戰了。

信仰引領我繼續前行

信仰操之在己，命運僅是境遇問題。

我罹癌後並沒有埋怨天主，大家聽到我這樣說都挺驚訝，有些人聽到我竟然仍懷抱信仰，也很驚嚇。我深信不移的是，無論原因為何，人人都有自己的機運，而我就是確診為癌症末期。我不認為罹癌是種懲罰；我不是壞人。就算我是壞人，癌症也不是壞人應有的懲罰。癌症就是**癌症**。

「但為什麼是**你**？」我剛開始接受治療時，摯友葛芮瑟達，提了這問題。

「那為什麼不是我？」我反問，還提醒她沒有什麼事是理所當然的，包括生病，而且，現在的我還寧願罹癌，也不要像她一樣還是年輕媽媽，得承擔養育嬰兒的責任。

我這輩子備受天主厚愛。我有能力撫養兒子，生活充盈著幸福、愛、歡笑，至今我都仍有這種感覺。生病並沒有帶走這三者，只是凸顯其特別之處。

乳癌倖存者蘇珊，談及心路歷程：「癌症可以改變你的身體，當然也可以帶走你的身體，但**帶不走**你的精神。」

我不曉得是什麼原因，天主選擇讓我走這段路，但我想靠著天主的恩寵，從容走過，努力不要憤恨，因為我感受到更大的使命——罹癌後，應該要分享給世人些什麼。

啊，別誤會了，我還是曾埋怨天主讓我得癌症；事實上，我真的哭喊過、發怒過、痛苦過、絕望過。這段路程充斥著從關節、骨頭傳來的無比辣痛，好多次我懇求天主讓我舒緩，等待好幾個月，卻未見祂的回應。

有天早晨特別痛澈心脾，我發現自己坐在淋浴間地板上，身體因嗚咽而劇痛，我一個人，在腦海中質問每個罹癌的人必定掠過心頭的問題：「天主，為什麼是我？」有時候我會聲淚俱下：「幫幫我，天主。」

最後，身心必定舒緩下來，但有時候我沒發現這點，要等到回首過往，才會發覺痛苦或沮喪終將歇止，只是未必在我想要的時候發生。

飽經風霜的時日裡，生活只不過是活著，有時候痛不欲生，後來卻很驚喜自己能存活下來。痛苦終於消褪後，我會開心過頭，很感激終於沒事了。後來逐漸體悟到，**好日子的定義很簡單，就是沒有痛。**

在煎熬、孤獨與恐懼交錯襲來的日子，我才挖掘出，埋在意識最深層的信仰——我確實感受到比自己更偉大的存在，殷殷鼓勵自己走出正確的一步。對我來說，是信仰引領我繼續前行；相信每件事都有目的，相信前方有更好的在等著我。

我身體不舒服，精神層面體驗到的卻更加分明。我最困頓疲乏的時候，也就是第三輪化療時，覺得自己站在斷崖邊，一頭叫我繼續奮戰，一頭叫我就這樣吧，別再繼續了。但我內心知道還有選擇；可以選擇再堅持一下，也可以選擇停下來。正是在思緒如此澄澈之際，內心感到前所未有的祥和。這個片刻，包圍著我的寧靜安適，難以言喻。我沒有任何念頭、痛苦、恐懼，只有一種**感覺**；感覺無論我選擇了什麼，一切都會好好的。這個片刻，所有雜音消止，我體悟到自己再也無懼生死。

也是在這個片刻，我第一次體驗到什麼是「安靜下來，聆聽天主」，未必是指真的有什麼輕拍你的肩，你會聽到什麼聲音，意思只是，一旦你不再汲汲營營只想著逃脫目前的狀態，真心接納**現在**，就會感受到滿足，感受到理解。

不是人人都可接受祈禱

我花了很多時間祈禱，包括為自己祈禱，祈求康復，祈求恩寵。我知道多麼容易就變得忿忿不平、氣憤填膺，責怪天主，一直質問為什麼。我下了決定，提醒自己要感恩，感謝天主賜予好日，減少我和祂拉扯撲騰的時間。

天主一直都很照顧我，也回應了我最大的祈禱；不要帶走我，先等我的兒子長大。身為單親媽媽的我，一直都這樣祈求，無論祂要給我什麼考驗，都請先緩緩。祂給我額外的六年才罹癌，已是賜福，回應了我的祈禱。因此我告訴自己，**在癌症旅途上，必須時時感恩。**

我自罹癌後，遇到的人形形色色，來自各行各業，其中有人信天主，有人不信，也有人在信與不信之間。瑪莉的經驗讓我汲取了養分。從天主教徒轉為不可知論者的她，常遇到別人說會為她祈禱，她其實很困擾，幾乎可說是受不了，雖然通常還是會先謝謝那個人，之後再照自己的意思做。但她很希望，大家不要自顧自認為，只因為她得了癌症，就要自動信仰天主。

我會為你獻上愛和光明

不可知論者聽到「我會把你放在心上」，感覺會比較自在。瑪莉就和我們一樣，希望別人按照她喜歡的方式來加油打氣。

布萊德也認為自己不是傳統那種教徒，覺得雖然「我會為你祈禱」比只是略為表達善意還好，但如能再加上「我很關心你」之類，應該更好。

凱特建議可以說：「我會為你獻上光明。」

丹尼絲則更進一步建議：「獻上愛和光明。」

艾瑞克建議以實質幫助取代祈禱，例如：騰出一天，幫癌症病人接送孩子，或幫忙煮晚餐。

喬登表示，他知道為人祈禱是想傳達積極正面的態度，但他意會到的，往往比較像是：「你應該要積極正面之類的，我沒有要實際幫助你、或說些言之有物的話。」而且，「我會為你祈禱」聽起來很客套，對誰都可以用這句，又比較像是說話者想讓對方覺得自己伸出援手，讓說話者安心，滿足自己的責任感或拭去罪惡感。喬登並不是要抹煞說話者明顯的善意，只是更想聽到對方理解他的處境後，再給予鼓勵，光是覆誦一句既定說詞，似乎不著邊際。

艾瑞克推薦我聽一位無神論者主持的Podcast，主題正是〈有人說要為你祈禱時，你有什麼想法？〉內容讓我如沐春風，獲益良多。基本上就是：無論對方的宗教信仰是什麼、有沒有，你都得體貼！如果你不知道對方的宗教信仰，一般人似乎都可以接受你說會為他們祈禱，不過要是對方沒有表示感激，你也別覺得受到冒犯，或許對朋友說「我會把你放在心上」，就是比較妥當的做法。

似乎無論信仰哪個體系，大家的看法至少都有一個共通點：都很珍惜這些祝福，不會拒絕善意。他們都認為當個好人至關重大，散發積極正面的意義，能廣結善緣，對大家都有幫助。

我向朋友馬克徵詢意見。他以前擔任神父，現在正和腦癌搏鬥。他指出：「你看看歷史上有許多先知，佛陀、穆罕默德、耶穌、金恩（Martin Luther King Jr.）等，我深信在歷史上，這些先知都預言了一個比我們這些人類更溫和、付出更多、懷抱更多愛與關懷的存在。我們都很努力變得更像他們一點，這就是目標了。」

為此，在不知道你們宗教立場的情況下，我帶著善念，祝福各位享有愛、也享有光明，享有正面積極的態度，願各位身心健康。（我真的做到為每個有信仰的讀者祈禱了！）

病人與親友

罹癌後，關係變質了

親友一旦罹癌，你可能很難接近他們，離開他們似乎比較容易。

你生病時，會很驚訝身邊的誰來來去去。老實說，我以前真的不覺得自己會遇到這種事，我想不出來有哪個家人或朋友會不在我身邊。我大錯特錯！

確診之後四個月以來，我媽每次看到我，真的都哭哭啼啼，會故意閃躲我，言談間也避免提到癌症。她不知道我怎麼接受照護或治療，只陪我去過一次門診，坐在候診區時，眼眶裡盛滿了眼淚，之後整個門診，眼淚洩洪而出。她沒能準備好陪著我，我也沒能準備好理解她。

我媽住家離我家才一千六百公尺，離我去的診所與醫院不過四千八百公尺。她本來有能力、也有辦法排除萬難的支持我，賦予我力量，但罹癌這件事完全擊倒了她。我每次住院都一星期，她總共只來一兩次。「我沒辦法眼睜睜看你身上綁著那些管子，還連著那些機器，我知道自己很沒用。」

我有次和她同坐一席，痛哭流涕，掏心掏肺，訴說了一個個理由，表達我對她拋棄我的感受。她回望我，泣不成聲，好不容易擠出唯一的話：「我不知道該對你說什麼。」這句話，一遍又一遍，回響在我的生活圈：家人、朋友、同事。大家不知道該對我說什麼、替我說什麼、怎樣說我，通常就直接避開我了。

因此，我確診後，很快就聯絡支持團體，加入網路聊天群組，想和願意聽我說話又有多點時間的人談談。我請診所介紹社工，後來去找諮商師，建立由陌生人組成的支持系統，這樣我無論早晚，都可以找到人說話。我猜家人與老公也會想找人說話。

我去的診所免費提供家屬諮商的服務，所以我不僅建議老公和我媽去，應該說是要求他們去了。大兒子、二兒子不住我這一州，沒辦法享有這服務，小兒子在神經心理學家那裡實習，他自己應該有資源。

我媽沒辦法去諮商，不是有事，就是答應我明天再打電話過去，結果從來沒打。喬迪也半斤八兩，直截了當的對我說：「我又沒任何問題，為什麼要去諮商？」

我剛確診的時候，心靈也癌化了，他這話在我耳中便成了「我才沒那麼在乎你，哪會有問題」或是「我老婆得了末期病症，但我沒差啊」。我氣沖沖，感覺遭到拋棄，好似孑然一身，深鎖在自己的孤島。我媽不夠在乎，所以才不想跟我說話或去諮商；我老公覺得一切就和以前沒兩樣。真教人抓狂。

需要諮商？還是需要互相理解？

某個住院的夜晚，我對喬迪說：「我好像坐在破了洞的救生艇上，四周鯊魚伺機而動，但你坐在一片白沙灘上，一株棕櫚樹替你遮陽，太陽為了你而閃耀，你還拿著一杯調酒，向我揮揮手。」

他的反應是：「我得正面樂觀一點，不然會掉進你那滿滿負面情緒的兔子洞啊。」

還需要解釋為什麼真不該講這種話嗎？

我倆一直在諮商的問題上打轉。我會大哭大叫，拜託他去諮商，他就說：「好啦好啦，你去預約，我就去。」想當然耳，我希望**他自己**去預約，才能表示他是真心想去，不是顧著安撫我。

後來我終於領悟，他的想法和感受就是和我不一樣，面對罹癌一事，他處理的方式與我截然不同，而我也該就這樣接受，未必需要喜歡他的方式。但還要操心他是不是會按照我的意思去做，實在太傷我元氣，況且我本來有的元氣早就所剩無幾。

同樣罹患淋巴瘤的凱文解釋，我老公的行為很自然，不是誰的錯。「你就剛好得了癌症，和我一樣剛好得了癌症。不是你老公的錯，也不是我老婆的錯。我們就是剛好得了癌症。你抱怨那一堆，千方百計叫老公去諮商，實際上完全沒用，男人會想修理東西，不是他們弄壞的東西也會想修。他既然無法把你修好，就不會覺得去諮商會得到任何好處，所以不去諮商，並不是他不愛你，只是他沒辦法把你修好。」感謝凱文悉心解釋男性的邏輯。

凱文說得對，但我費時快兩年才體認到。喬迪和大多數男人一樣，愛修理東西，既然沒辦法修好我，當然就不會想去諮商。因為，在他心裡，根本沒什麼好談的，而且他不去諮商，也跟他對我有什麼想法完全無關。我得好好接納這點。

我也得找到方法，接受我媽的行為。這更難了，但——她是**我媽**。她養育我一輩子，我成長時全倚靠她替我遮風避雨，爸走了之後，我內心那個小女孩唯一可尋求安慰的人，就只有媽媽。但她這次沒能讓我倚靠，我整個崩潰。有人問我這次生病時，媽媽不在身邊，我有什麼感受，我回答：「讓我很想念爸爸。」

一封來自瀕死女孩的信

我朋友通常都能讓我倚靠，但我罹癌後，他們也不知所措，不知道該對我說什麼，因此往往避開我。

他們知道我家人住在附近，就不想雞婆。但我希望他們雞婆，希望他們講些有的沒的，說些茶餘飯後的閒聊八卦，讓我笑，讓我開心，讓我分心，不再著重自己的苦痛。

我接受治療期間，和幾位摯友共進午餐，順勢詢問疏遠我的原因，這才知道他們因為不想讓我難過，就彆彆扭扭，很怕說錯什麼。這次聊完，促使我發了一篇部落格文，題為〈一封來自瀕死女孩的信〉。

如果你正在讀這篇，代表你已跟著我的旅程走了一段時間，也代表我們是朋友，在這段旅程中某些片刻，共享了彼此一部分的生活——可能是一次大笑、一則故事、一種連結。無論我們認識了數十年，還是方才認識，已形成一種羈絆，處在一種關係之中。

眾所周知，人與人之間的相處，未必都很輕鬆，現在就不輕鬆。我將進入治療中最難熬的階段：住院化療。我知道你很害怕；我也很害怕。我還知道你有時候不知道該對我說什麼。我懂。恐懼、痛苦、病況、診斷、預後，沒人比我了解。

我快死了嗎？是的。今天就要死了？沒有。我得了癌症末期，目前沒有方法可治癒。是的，我相信奇蹟，但不奢求發生在我身上。於是我感傷，相信你也感傷。但奇怪的是，我雖體認到此點，卻感覺蒙受恩寵，因為我更加了解一段關係的內涵，更能分辨生命中重要的人事物。

與人交往，並不意味著只會享受到美好的一面，也會經歷顛簸起伏，可能長時間無法溝通，荊棘般的話語在心頭留下疤痕。與人交往，也意味著對方怯懦的時候你勇敢，對方退縮的時候你挺身而出；意味著踏出舒適圈，說出驚悚的話語，展開你以前寧願逃開的對話。

此時此刻，我需要你。我需要你了解，現在我不能給你任何回報，現在輪到你必須成為一段關係中付出的那個角色，因為我需要你的友情、精力、話語、祈禱。我會盡力抽空陪你，但現在的我無法承諾。

請不要害怕「吵」我。希望你能吵我，打電話、傳簡訊、直接登門拜訪，不用講很多，不必待很久，只消快速說上一句：「我陪你，我都在。」

彷彿昨日，你什麼都可以對我說。相信我，我寧願聽你講你的工作、生活、孩子，以及毛孩的古靈精怪，也不願談自己的病——我整天都在談自己的病，每天都在談。

你會想問問題，我懂，就盡量問吧。我寧願你坦白直說，也不願你迴避明顯可見的問題。房間裡唯一的大象*由你牽著；你可以把牠留在門口。

我寧願直視你的臉龐，看見你眼中的痛苦恐懼，也不願你遲疑彆扭，而不敢來見我。我仍是原本的我，你原本認識、交往的那個我，只是現在生病了。

那你要和瀕死的女孩說什麼？什麼都好。

我不是唯一一個因愛掙扎的人。「梅蘭妮」（我更改了本名，希望她真實世界的婆婆有一天能讀到這段）得了慢性白血病，罹病好幾年了，卻還是得為自己的病發聲，因為她的婆婆葛洛莉雅（化名）似乎覺得梅蘭妮的癌症沒那麼嚴重，甚至說：「畢竟你的頭髮都還在啊！」梅蘭妮的化療是採每天或隔天服藥，看在婆婆眼裡，換來數年的酸言冷語：「你的癌症挺輕鬆的嘛。」

梅蘭妮告訴婆婆，每種癌症都不輕鬆，自己和其他癌友一樣都要打硬仗，所有的思緒、感受、恐懼都真實、合理且難以招架，和所有面對致命疾病的人都面臨相同困境。明明自己確實得了癌症，卻還得讓婆婆信服，結果一切努力只是徒勞。

幸好，梅蘭妮面對婆婆的惡行，已慢慢開始設立界線，得以抵抗那不時收到的白眼與冷嘲熱諷。這時，命運卻來了個大轉彎，婆婆罹患了相當凶猛的癌症，壽命可能只剩下幾個月。

這種諷刺，卻讓梅蘭妮大受打擊。原因是，她其實深愛婆婆，也深諳罹癌的感受。但她也知道，婆婆冷酷無情的舉止，已烙上心頭，可能永遠得不到和解與修復。後來她決定不再計較，放棄想告誡婆婆「這樣做不對」的念頭，專心待在婆婆身邊；她會握著婆婆的手，度過剩下的療程，陪婆婆挺過最後一段旅程。我欽佩梅蘭妮的心態，學習不少。

＊譯注：即 elephant in the room，意指明顯易見的問題，但過於麻煩或忌諱，而無人想提出來處理。此處為了保留原文隱喻，故採直譯。

妲米則是對全家都無法理解。當時她治療乳癌，切除了雙乳，家人義無反顧的支持，也騰出時間全意陪伴。四年後，家人卻開始問妲米什麼時候才要忘了癌症、可不可以別再擔心癌症，畢竟，「已經復原了。」

現在的妲米設立了界線，努力不去在意家人那樣不敏感。若想宣洩那種持續低鳴的焦慮，就轉而向癌友傾訴，如此便是她愛護家人、也保護自己的方式。

親朋好友也會感到恐懼

我逐漸體認到，大家面臨末期病症，有時候可能不知道該說什麼，就算對象是最親密的愛人，我們可能也真的無話可說。一般人都害怕癌症，因為癌症凸顯了生命有限的事實。大多數人約莫都知道自己有一天會離世，但不知道何時；得了末期病症的我們，則獲知約略時程，而為此感到悚懼。我們提醒了那些尚未獲宣判的人，他們總有一天，也得面對自己有限的生命。

我發覺自己須認知到親朋好友也會恐懼，允許他們就和我一樣害怕；有些人不知道自己做了什麼、沒做什麼，他們會促就傷害，無意間造成破壞，但我也該原諒。

我罹癌前，也冒犯了許多癌友。沒人教導我該做什麼、該說什麼，我只會普通的寒暄：「你還好嗎？」以及「我會為你祈禱。」我猜，大家都莫名以為每個人都知道該做什麼。

我也體認到，癌症固然是我的事，人際關係則不只我。癌症帶來漣漪效應，觸及身旁所有人，影響既沉且深。面對漣漪效應的方式並沒有對錯，但必須開誠布公，寬心討論，將並未明說的問題攤在檯面上，仔細審視。

我和媽媽的關係又變好了。我們談了很多她沒參與我治療的事，才慢慢接受、釋然。我那開放性的傷口已經關上，疤痕也褪去。時間寶貴——媽媽不再年輕，我的時日也有限。我倆還會很病態的揶揄對方，看誰會先跑完這次比賽，都賭對方輸。

喬迪和我則挺過沒去諮商的風暴，共同面對癌症的各種問題，溝通更為緊密，伴侶關係茁壯了不少。儘管彼此差異仍存，卻找到共通點；我們都希望對方聆聽自己的心聲，我們都需要以自己的方式處理問題，我們都需要獲准進入那一方安全的天地，受到聆聽，並實踐自我。

我深信，這些人受安排出現在你面前，絕對不是意外，箇中必有道理；或多或少，彼此都會互相影響。他們出現在你面前，目的若不是要教導對方，就是要從對方身上學習。我罹癌，是要教導我身邊的人不該因恐懼而迴避我；我罹癌，是要學著與我身旁感覺害怕的人，共同練習從容度過。

癌症會影響親密關係

愛人一旦罹患致命疾病，任誰看法都會改變，改變的方式可能始料未及，有時候相當深遠。

大家都想要有人愛自己、有人需要自己，肢體接觸對於健康生活也攸關重大，可能是個擁抱，讓你安心、覺得受撫慰，感受到愛意；可能是握個手打招呼，可能是你表現很棒，拍拍肩表示肯定；也可能是以性愛表示彼此的親密。

在我治療期間，親密不再以身體碰觸展現，改以情感交流。身體有說不清的狀況，疼痛、不適、噁心、嘔吐、腹瀉、自我形象變化、憂心感染，在在都會讓你打消與人碰觸的念頭，或是迫而轉變成其他方式。醫師要我化療後三天內不要有性行為，真要的話，也要戴保險套。化學藥劑顯然可能經由體液交換；害怕接觸到化學藥劑這點，足以澆熄老公的生理欲望。我不怪他。

從喬迪的角度來看，面對的畢竟是另一半，更有長長一串的憂慮：可能不小心弄傷我或引發感染，害怕忽略我很痛或情緒狀態不佳……還得想辦法說服老婆：雖然身體變了，但不會讓他消火、或是他也不會注意到，而妳仍然跟以前一樣誘人。夫妻或伴侶很常見這類擔憂。

我治療期間也想要性生活，雖然這想法相當奢侈，不過我老公全心全意、盡心盡力呵護著我，把我放在第一位。

治療期間新出現的任何不適，對他來說都是驚天動地的大事，所以性行為不在他的核准清單內。無論是為了他自己，還是他自己覺得為了我好，性行為就是不切實際。

我會忍不住憤懣抗議，喪氣之外，還大吼大叫：「你不想要我了嗎？」喬迪會說他還是想要，也一樣愛我云云。但我真正的意思是：「你不想跟我做愛了嗎？」

倒不是當時的我有生理需求，甚至不是兩千九百公里遠的我慾火焚身，只是害怕沒辦法再享受性愛。或許是我覺得這大概是生命最後一站，或許是深怕這段才十八個月的新婚，因缺乏性愛就夭折了。

一夜，我甚至對著喬迪咆哮：「我不想到死之前都不能上床！」回首過往，我根本是吃錯藥，竟然說出這種話，而且當時躺在病床上接受化療，電話另一頭的老公無力又無助。對著話筒大叫說想上床，就算老公覺得浪漫無比，當時我們分隔兩地，這種抱怨根本無濟於事！我只是因為生理需求與心理需求不能滿足，才那樣情緒爆發。

後來我接受諮商，才逐漸緩解癌症帶來的各種磨難，包括身體親密關係的變化，因此得以捱過治療。但有很多婚姻遭癌症打敗。研究顯示，配偶罹癌後，至少五成以離婚收場。❶「遭伴侶拋棄」原因包括壓力、身體變化、不能生育、財務困難、缺乏性生活等，有一方承受不了。

而且，重症女性遭拋棄的機率比重症男性高出六倍。❷研究顯示，伴侶若罹癌，女性比較可能堅持下去，男性則傾向離開。男性當起照顧者似乎很不自然，被迫替配偶洗澡、清理傷口、擔起照護工作時，比起女性更不自在。

有個癌友向我提到，大多數人認為結婚誓詞中的「無論健康或病痛」僅適用於七、八十歲老人，而且臥床的配偶得的是肺炎；如果是年輕夫妻，配偶罹癌幾個月或好幾年，根本不適用。

成為他人心中那盞光

這一節，我選擇不寫出癌友的名字，因為大多數人都還跟伴侶在一起，我不希望害他們關係變質。這主題，我也選擇不深入太多，因為牽涉太多心理層面，我並不是這方面的專業，僅重點概述，拋磚引玉，願各位都能以正面態度與伴侶溝通。

幾乎每個人都對我說，罹癌後，伴侶關係就產生變化了。有些人坦言，自己或重要的另一半完全不想要性行為：可能是一方或雙方都只能專注於病人的外表或感受。不過，有些人絲毫沒有這方面的疑慮，性生活完全正常。我好羨慕他們。但，耐人尋味的是，說自己性生活正常的都是男性癌友。

滿腹辛酸的故事當然常見。年輕男女接受化療，失去生育能力，後果卻是也失去伴侶。

我遇過切除乳房的女性，老公不願與她們有性行為，找了其他性伴侶。切除乳房是否為原因，無從得知，但對女方來說，時間點的巧合還是啟人疑竇。

反過來說，我也認識男性癌友有意推開伴侶，他們接受治療或手術後，外表改變了，無法承受自己不能在床上取悅伴侶的事實。

我聽過諸多案例，原本單身的癌友仍有意保持單身，畢竟伴侶勢必得擔起照顧者的責任；或是更傷感的理由：他們不知道現在還會不會有人想要自己。

不過，也有幸福美滿的佳偶，我一定要分享這個我聽過最浪漫的故事。

故事主角正是我的表姊瓊妮。同事為了讓正接受治療的她走出家門，就硬拖她到賭場去。瓊妮不會賭博，又正在接受積極治療，除了感覺疲憊不堪，看起來也病懨懨。但大家堅持，她再坐立難安，也只好答應。當天，有一位名叫布萊德的男子，也是讓一位同事拉去同間賭場，不賭博的他，手足無措，東張西望之際，看見瓊妮與一群朋友坐在一塊，遂轉頭向朋友說：「我想娶這個女孩子。」

布萊德向瓊妮走去，邀請她共進晚餐。瓊妮一開始婉謝，後來挨不過男方請求，吃了一頓飯，發現男方不僅帥氣迷人，也和她志趣相投，重視的事物類似。住內華達州的布萊德，開始往返愛達荷州，陪著瓊妮一起治療，和她並肩而坐，悉心照料。在這段暗無天日的治療期間，讓瓊妮深切感受到自己值得人愛。

愛情滋長茁壯，瓊妮治療還沒結束，布萊德求婚已不下數次，但瓊妮次次拒絕，使盡全力要男方別娶她：「你有想過治療費嗎？」或是「不能讓你被逼著照顧我。」但布萊德毫不在意，深愛著她，又不想再因為自己不是真正的家人，而沒權力介入治療照護，便持續說服她答應。至今，兩人結縭已逾十二年。

有些癌友的婚姻不盡人意，但承認自己找到了重要的另一半，建立起性愛關係，填滿原本關係中的不足。有些癌友則認為，不會再想要有身體的親密關係。可惜，我訪問的某些癌友離婚了、分居了，或是從單一伴侶關係中畢業。

無論年齡、性別、性向，癌症都對身體的親密關係造成沉重壓力，大家都無法免疫。你們呢？面對這虎視眈眈的病症，是怎麼熬過的？

以我的經驗來說，溝通實屬關鍵。最重要的是必須將「很想要」的本能反應擱置一旁，學習更加理性向老公表達我的想法與感受，必須學著接受他也需要時間，讓他卸下照顧者的身分。雙方皆必須推誠相待，互相理解，懷抱著愛與善意，鼓勵彼此說出真實感受。畢竟，在罹癌前，你的性愛關係可能曾經存在某種獨特又單純的元素。

我個人的體悟是，每一件事皆會因癌症產生變化，沒錯，「每一件事」。生活不會再如以往，儘管是最微小的層面，也絕對會改變，不會再回到過去。所以，不妨真心接納，從中汲取養分，好好與癌症共處吧！處在嶄新環境的你，也該找出耳目一新的自己，妝點美好。

如果你想尋找良緣，儘管是在最黑暗的日子，你孤身隻影、沒有伴侶、沒有身體的親密接觸，也終究會找到。

請喚出你的同理心（就算你不喜歡），理解不是每個人都能因應癌症造成的變化。謹記，生命很寶貴，也很短暫。保持喜樂，和善待人，成為他人心中那盞光，成為你心目中能為你指引光明的那種人。

誠實為上上策——大致了解癌友對生病的看法，也有所助益。給大眾喝的心靈雞湯，並不管用。

在目前這種政治正確的文化中，我們都在重新學習如何與人溝通，接納差異，排除歧視，找出兼容並蓄的方式。也是因此，大眾不再能接受「N開頭的那個詞」*，也取代具性別意涵的詞，例如，郵差的英文不再是mailman，而是mail carrier。之所以改變用詞，乃是因為我們接受教育後，知道使用這些詞彙往往只是出於無知，倒未必是出於蔑視或意圖傷害對方。

假使我們從未設身處地、從未有其他人種的膚色、從未在他們的家園生活，可能不會知道或無法理解哪些會造成冒犯。這世界變得愈來愈敏感，身處其中的我們，無時無刻不在學習如何以更少貶意的方式溝通。不過，一旦對象變成病人，面對令人晴天霹靂的疾病，我們卻常忽略這點。就此方面而言，我們仍有努力空間；談論疾病這件事更是其一。

病人不想聽到這些空話

請多加留意，某些說法司空見慣，卻往往會踩到病人的地雷。

「**不過，你看起來很好啊！**」這話表面上似乎無害，但對於正在接受治療的病人而言，他們知道，至少在自己的眼中，看起來就是變了、有病容，總之一定不會「很好」。因此，這話往往感覺像是安慰，或故意忽視明顯的問題，一點幫助都沒有。若想讓病人感覺好一點，不需要說這種有如善意謊言的話，可改用更有說服力的說法，例如「能看見你真好，我看得出來你很努力，真的辛苦你了」，言談間將對方放在第一位，也注意到病人外表的變化。

＊譯注：即 N-word，用來代替 nigger（黑鬼），避免有歧視黑人的意味。

在疾病面前，外表漂亮與否未必那麼重要，但事實就是癌症會改變一切，我們深知這點，我們感覺得到，也看得很清楚：膚色改變了，有時蒼白、死灰，有時泛黃、發青；黑眼圈出現，皮膚上出現癬、傷疤、皮疹、帶狀疱疹；頭髮、眉毛、眼睫毛掉光，連鼻毛、陰毛都掉了；體重增加或變輕、肌肉萎縮，曾經玲瓏有緻的身材變得畸形、鬆弛，因缺乏運動得了蜂窩性組織炎；服用類固醇而月亮臉、水牛肩；身上往往有奇怪的液體袋以及人工血管、周邊置入中心靜脈導管、引流管等各種管路，從胸部、頸部、手臂等部位穿透出來。

我們都知道鏡中的那個人和以前不同，也知道你看見了，說出來沒關係的。我們接受治療、身形改變，生命中已存在夠多神祕未解的事物，再不需要親朋好友用感覺似是而非的話語，添進任何未知了。

「**至少你得的癌症比較輕鬆！**」這句話我實在印象超深刻，原因很多。我還在等待診斷結果出爐前，真的祈禱過「讓我得到比較輕鬆的癌症」。我當時在想什麼？真的有比較輕鬆的癌症嗎？實際上，無論癌症第幾期、哪一型，都來勢洶洶，都有致命危險，而且你終生都得與之對抗。所以，哪種癌症比較好？沒這回事！

「**我很遺憾！**」這句挺難解，我以前有時候不知道該說什麼，也會吐出這句話，我猜其他人也是因為這樣。不過，這句話聽起來似乎很不好聽，因為大家很容易隨口回應，又沒有實質意涵。年輕人說「我很遺憾」，不管是有意還無意，只是為了避免捲入麻煩。「我很遺憾」不應該用來代表你的不好意思，你不知道該說什麼的時候，也不該硬搪塞一句。畢竟，我罹癌和你沒有關係，你沒做什麼傷害到我的事，所以不用不好意思。或許，「我很遺憾」後面加一句「你要承擔這些，辛苦了」，聽起來會讓人好受一點。

「**這就是人生啊！**」和腦癌纏鬥的朋友馬克說，這句話榮登他的厭惡排行榜前幾名；我一聽馬克轉述，也無言以對。拜託，誰會對癌症病人說這個？如果是我聽到，可能會當面掉頭，再也不跟對方來往，因為我不確定說這話的人是不是根本不值得我做出回應。

「**祝福你！**」*這句話鐵定會惹我噗哧，和我很好的癌友蘇珊與安娜絲塔西亞的聲音，必在我耳邊響起，加入一點傲慢的鼻音：「親愛的，祝福你自己吧！」（想像一隻手插在腰上，頭稍微低下，雙眼目光從眼鏡邊框頂端發射。）對方說了就說了，我們大可聽聽就好。

「**要堅強一點！**」不然咧？有其他選擇嗎？

「**你可以的！**」對唷，我真的可以，可以得癌症。真謝謝你提醒我。每次有人這樣說，我腦中就有這條跑馬燈。

「**繼續加油！**」參考上文「要堅強一點！」的評論。

「**等這段時間過去就好了。**」嗯……這段時間，所以這人覺得癌症就只會持續一段時間？或許癌症過一陣子就會消失，很快就會得其他也很糟糕的病症，例如傷寒或闌尾破裂？

「**再跟我說需要幫什麼忙。**」如前文所述，這句話善意十足，會讓說話者感覺比較安心，但我敢打包票，沒有病人會聯絡你的，部分原因是，要我們展現出脆弱的一面，實在很難為情。（我們從小到大，不是都在學習怎麼照顧自己嗎？）另一部分原因是，我們當下還真的不知道需要什麼，往往知道需要什麼的時候，已經來不及聯絡你，直接與身旁的照顧者處理了。（提示：你的主動積極絕對勝過被動消極。）

五個關愛癌友的祕訣

生病既已椎心刺骨，並沒有哪種話堪稱萬無一失。但衷心對話、訴說事實，絕對比華而不實的言語還有意義，那些假掰的話，用來當標語就好。沒關係的，就讓病人知道，你不曉得該說什麼，就讓病人知道，你害怕不小心得罪或刺傷他們，就讓病人知道，你自己也懼怕他們經歷的一切。你就和病人並肩而坐、一起

＊譯注：即 bless your heart。此話尤其在美國南方帶負面意涵，甚至會造成冒犯。

哭泣，聆聽他們的心聲，分享自己的生活空間。

有些朋友就是分享自己的生活空間，為我帶來莫大安慰。例如每次我住院，摯友蜜雪兒會把所有「家當」帶來病房，手機、筆電等，樣樣不缺，就地工作了起來，有時候待一兩個鐘頭，通常沒交談。光只是坐在我身邊工作，就等於分享了她的生活空間，展現她的愛。

祕訣一：有個參與癌友生活的好辦法，就是詢問看診或治療的時間，然後到場陪伴。我會陪癌友看診和治療，他們看到我都很開心，儘管我有時候只是給個擁抱，短短見面五分鐘，就能讓癌友度過辛苦孤單的一天，效果遠遠超出想像。

祕訣二：與共同朋友合作建立一條送餐鏈。這是絕佳的陪伴方式，也可實際幫助癌友及其家屬。

祕訣三：確認癌友方便通勤往返看診，因為大多時候，我們覺得自己狀態不夠好到能開車，或是真的因為治療完後體力虛弱，無法開車。

祕訣四：假使有人能幫忙清理家裡，就算只是清理浴室和廚房，絕對大有幫助。我老公盡力扛起全部責任：工作、煮飯、照顧我、打掃。但，唉，那時要是有朋友來幫忙打掃的話該有多好。我真的超級愧疚，整整一年連自己的家都乏力整理。

祕訣五：承上，另一個好方法正是**關心照顧者的需求**。照顧者撐起病人的天，肩負所有責任，別以為病人不知道這點。但知道了，恐怕只會徒增壓力，更不健康。隨之而來的愧疚，病人有時候可能難以應付。所以，你可考慮為照顧者帶一杯咖啡或一份餐點，將有如久旱逢甘霖；或由你陪伴病人一段時間，讓照顧者外出獨處散步或和朋友約會。如果照顧者已彈盡援絕，大家都感覺得到，請讓照顧者看到你願意現身支援，如此對病人來說也是莫大助益。

無論你嘗試哪些方式，我們都心懷感激：有總比沒有好。病人的職責之一是教導親朋好友如何給予支持；若你並非病人，職責則是得警覺一些，那些看似無害的話語也可能惹人惱怒。

重點是：大部分病人比較喜歡實際的支持舉動，不管是送餐點、還是到場探望，都是展現善意的方式。

空洞又常見的口號，印在T恤或慈善機構的手環上就好。

第二部

撐過治療

疼痛難挨，情緒崩潰，虛弱憔悴，
竭盡心力，嚴格管控與維持心理健康。

病人

我們都在教與學

癌症可以發掘人性最美好的一面，也可以展露你最美好的一面。

我老公最常掛嘴邊的話是：「天下沒有意外。」我相信他說得沒錯。在癌症旅途上，我真的遇到這輩子最友善親切的人，值得冠上「天使」的美稱。有此經歷的顯然不只我一個，從癌友身上蒐集的天使故事，實在數不勝數。

我遇過八旬老夫婦從亞利桑納州飛到德州休士頓市，只為了到癌症醫院當志工，報答院方當時救了妻子一命之恩。有些志工獻出時間，以誌愛人。醫院的狗狗深得我心，牠們是來安撫接受治療的病人。我做化療，有歌手與鋼琴師演奏小夜曲，候診時有人遞給我手工餅乾，有陌生人提議以我的名義捐血、捐骨髓，還提議幫我照顧狗狗（我至今還是不確定，那女生怎麼知道我真的有養狗）。

天使的付出，無私奉獻自己的時間、才華、精力，讓我們這些病人在烏雲密布的日子，也可享受一絲暖陽。

我第一次住院化療的晚上（每輪化療都得住院五天），夜間輪班的護理師領著我做她口中的「觸碰式默禱」。她要我將心思放在天主，接著，將雙手輕輕點過我的腳、腳踝，再慢慢輕點過全身，一言不發。我其實不懂她說把心思放在天主的意思，只好閉上眼睛，模仿她閉口不言，在腦海中一遍遍默念：「感謝天主，請帶走我的疾病，請帶走我的苦痛。」這位天使的力量，當晚發揮了療效。

人間天使

凱特遇到的天使，是替她操作治療儀器的技術員。她倆一星期見面兩次，後來成了凱特的避風港，安撫了情緒，滿足精神需求。凱特表示：「沒有她的話，真的不知道我能不能撐過這些治療。」

安娜絲塔西亞是在確診當天，獲得她這輩子最棒的祝福。她得知診斷結果後，離開診間，走向兒子所坐的候診區位置，放聲大哭。一位陌生人起身過來安慰：「快回家，盡量哭吧，哭到眼淚流乾、尖聲亂叫，該做什麼就去做。等到明天一起床，就開始戰鬥！」

這些天使或許認為不過是舉手之勞，但影響既大且深。送餐點、接送孩子、為你祈禱，這些餽贈、小小的善意之舉、付出的愛，對施予者來說儘管看似微小，甚而無足輕重，對接受者來說，卻極為重大，或許大至像捐血和捐血小板那樣，成了救命恩人。

我一開始是飛到德州休士頓市接受治療，單趟就距離我家兩千九百公里。有人告訴我，可以去找志工團體協助。名為「路程天使」（Ground Angels）的他們，真的名副其實，開車接病人到市中心，協助病人安頓，治療結束後再送病人回機場。這個天使團體載了我八個月，不僅替我省下幾百美元，還為我付出時間、給我友情和安慰，驅走我初期治療時獨自走入未知的恐懼。（我幾乎每次都獨自前往休士頓市住院，因為我和喬迪無法負擔兩人機票費用，也負擔不了喬迪請假跟我去的費用。）

寇迪是二十幾歲的青年，我兒子朋友的兄弟，在醫院的餐飲部門工作。我每次去化療都會待上一星期，而寇迪每次必在其中一天的餐盤上，放個小紙條，寫道：「你好啊，華特絲阿姨。寇迪 留」；或是送餐的人會對我說：「寇迪要我向你問好。」我的感激總是化作眼淚。

有些天使甚至是大公司。我幾乎每次都搭西南航空去休士頓市，甚至多達一星期一次，因此享有獨一無二的顧客服務。若因為治療或身體不舒服而變更行程、錯過航班，他們都沒有額外收費；如有其他特殊需求（有時候我行動不便，需要有人輔助），他們也以十足的友善，熱忱安排，甚至提供給我治療期間一年內兩張免費機票，一張給我，一張給我的照顧者。最窩心的是，西南航空的員工總是和藹的說，會為我們妥善規劃、為我們祈禱。喬迪每次替我訂機票，掛上電話時必定熱淚盈眶。

有些天使不是以人的模樣出現，而是以寵物的模樣。在我生不如死的時刻，我家那隻長毛迷你臘腸犬「塔克蟲蟲」給我無與倫比的安慰。牠那小巧溫暖的身體，會枕在我的腿上好幾小時，只管賴著，讓我摸摸牠，感受牠微小的心跳。牠也是不折不扣的天使，陪我度過迷惘。幾乎每個養寵物的癌友，都和我享有類似的感受。

感謝這些天使：毛孩、大公司、身邊的人。

這是我的戰場，想哭的時候就會哭

有些恐懼並不會消失，但表達恐懼、接受恐懼，就有助應對恐懼。

人人都想變得正面樂觀。我們都努力變得正面樂觀。但有時候，我們真的做不到。沒關係的。

不過，不知為何，現實中卻大有關係。我不曉得為什麼罹患了使人身心衰弱、人生驟變（甚至是人生戛然而止）的病，這世界就自動假定正面樂觀會治癒一切悲苦。

住在正面樂觀的世界，很棒、很健康，可減低壓力與焦慮，通常讓人很好相處，但未必切合實際。我們一定有些時候是自艾自憐、怒不可遏、悲不自勝、提心吊膽；有些時候我們就只需要大哭一場、大聲尖叫，或是互相討拍。拜託，就順著我們吧！

有次看完腫瘤科門診後，極度惱火，在開車回家的路上，喬迪和我數到三，就一起尖聲狂叫，毫不保留的，尖叫兩次。能恣意宣洩情緒真的感覺爽快，我倆隨後發自內心的大笑一陣。真心亟欲尖聲狂叫的時候，假裝正面樂觀可沒那麼健康。

正視情緒，維持心理健康

你可以發怒。罹癌很不公平，人人一定都有懷疑、懼怕、氣憤的時刻，這些情緒該視為理所當然。確診罹癌有點類似失去摯愛，經歷相同的哀傷過程：否認、憤怒、討價還價、沮喪、接受*。我們可能會停留在某階段，停留了很久，或是輕輕跨過某階段，也可能一直回到某階段。這是一種「過程」：我們必須經歷，也必須允許自己經歷。

裘妮和我一樣罹患非何杰金氏淋巴瘤，與焦慮、憂鬱苦苦搏鬥。她的另一半並不理解她的情緒與感受，還告訴她，現在能活著，就該開心啊。裘妮當然開心能活著，但厭惡治療，也想念以前的那個自己，導致焦慮與憂鬱症狀浮現。裘妮無法坦白討論病症，自身情緒又不受認可，與伴侶之間似有隔閡。

與乳癌絞纏兩次的葛蕾絲，正是在二度確診的時候，發現自己難以承認這疾病，遑論認真面對，似乎很難理解自己又得從頭開始抗戰。

金恩進入淋巴瘤緩解期第十四個月之後，發現自己仍無法釋懷：「我感覺差不多恢復了，差不多，關節雖仍痠痛，有點神經病變，但整體看來都還行。不過在心底深處，我知道癌症還在，我撼動不了。我擔驚受怕，機械式的活過每一天，維持高度運作狀態，做該做的事，讓工作、家人、朋友填滿生活……但就是

＊譯注：「哀傷五階段」為一九六九年庫伯勒—羅斯（Elisabeth Kübler-Ross）於《論死亡與臨終》（*On Death and Dying*）提出的概念，原指臨終病人面對死亡的過程，後來庫氏與凱斯勒（David Kessler）重新檢視此概念，認為也適用於人生中的重大失落。

不覺得我是我。我好像只有半個人在場，聆聽、感受，不是整個人都在。在我的內心，每件事、每個人都讓我煩躁，我一直在等些什麼，但不知道為什麼，還一直告訴自己應該感恩——我很感恩，真的很感恩。但過去兩個月，我一直在懸崖邊掙扎。」

值得一提的是，我聽到許多人雖非病人，也有類似的心聲，尤其是照顧者，因為親人確診而深陷哀傷的泥淖，停留在「討價還價的階段」。與哀傷討價還價，可能發生在「沮喪階段」之前、也可能之後，目的是想讓痛苦遠去。我罹癌兩年後，媽媽仍處在討價還價的階段，曾對我說：「你在哪些方面可以換個做法呢？」顯然，話中真義是：「你可以做些什麼，才不會得癌症呢？」她雖然不是故意說這話傷人，卻令人心灰意懶。

我們的文化是「一切都很好」、「不用擔心」，但如果處在掙扎求生的環境，這話實在膚淺，簡直胡說八道，怎麼可能「一切都很好」，而且儘管嘴巴說不用擔心，內心也會七上八下。

你可能聽到以下這番話，會張口結舌：有時候，如果替我們加油打氣的人，對診斷結果、預後、治療方式等充滿了不切實際的想望，只可能擊潰我們。

與病魔打仗已狼狽，我們又病又累，有時候，你的幻夢，我們承受不起。我們想要正面樂觀，也很感激你能當啦啦隊，但也得實際一點。我們比任何人都了解自己的身體，真切體認到痛苦、不適、恐懼、悲慟，也比任何人都清楚自己的預後，而有些人本來就處在末期、又預後不佳。

鼓勵陷入絕望的人，本是人性，但要病人「堅強一點」未必有用，而且說實在的，也沒有效果。病人其實不想要別人建議應該如何感受（「你要看好的一面啊」）或是問題該怎麼解決（「這樣做的話，明天會更好」），通常只是希望別人凝神諦聽。

正面樂觀與不切實際只有一線之隔。認同對方水深火熱，表示你知道對方度過了糟糕的一天，是最有助益的方法，可不能一味想著要鼓勵對方克服。幫我解決問題或是幫我舒緩心理狀態，不是你的工作，最好只給我一句：「我知道你得經歷這一切，辛苦了，你願意跟我聊聊嗎？」

找到同病可相依的彼此

覺得害怕，很糟糕，覺得孤單害怕，非常糟糕。
請找到人，了解你的恐懼與問題。

我罹癌之初，就發現和其他癌友真的可以無話不談，醫院的病人手環彷彿立刻為彼此牽起羈絆。

我清楚記得第一次遇到和我患有同類型癌症的人。我這病好發於男性，因此這個人是男的，倒也在意料之內。鮑伯成了我的希望明燈，讓我知道自己不再是孤軍奮戰。

第一次遇見鮑伯，是在休士頓市的德州大學安德森癌症中心（Anderson Cancer Center），我倆都參與藥物臨床試驗。他從密西根州遠道而來，我則是從愛達荷州飛來。一開始是他和他太太、喬迪坐在大廳裡聊天，我在做抽血檢驗，做完後回到候診區，喬迪介紹鮑伯給我：「他也得了被套細胞型淋巴瘤。」

我伸出手，觸碰鮑伯的手臂，喜極而泣，哽咽說道：「天啊，不是只有我一個人。」當時已近六十五歲的鮑伯，伸出雙臂擁抱我，讓我知道世界上真的有人跟我一樣，他也可以為我分愁解憂。我倆的友誼至今仍溫暖如昔，互相關心近況與健康狀態。他的存在證明了，我不是孑然無依受困在自己的癌症孤島上。令人難過的是，和我同地點同月份開始參與臨床試驗的他，在緩解期第二十四個月復發了。

很多人都跟我一樣，想在人跡罕至的孤島上尋覓同伴，都感覺需要找到同病症的人，但有時候很難找到——如果癌症類型罕見，更是難上加難。

安娜絲塔西亞與慢性骨髓性白血病纏鬥多年，從未真的遇到同樣病症的人。

她來自密西西比州一只郵票大小的城鎮，唯一和她同病症的人都只出現在網路上。我卻夠幸運，目睹她與阿傑見面。安娜絲塔西亞伸出手，觸碰阿傑的手臂，喜極而泣，哽咽說道：「天啊，不是只有我一個人。」那似曾相識的片段，撥動心弦。

夥伴、朋友、戰友的重要，身為人類的我們都能感同身受，我們都想融入團體，成為團隊的一份子，不想當個局外人。在癌症戰場上，也並無二致。

剛確診罹癌時，老公常因為我輕率搭訕其他癌友而羞赧。我會直接走向在候診區的陌生人，開口道：「您好，我是琳達，得了被套細胞型淋巴瘤。你得了什麼癌症？」喬迪會因為他這個像瘋婆子的老婆，幾乎是帶著歉意的笑一笑，身子有些退縮。

不過，令人驚喜的是，我還沒遇到不想跟我搭話的癌友，大家都願意攀談，就算是脾氣暴躁、抗議東抱怨西的長者，也仍滔滔分享心得。

我的丈夫、孩子、朋友都願意了解我經歷的一切，我也感激他們的體貼，但除非他們真的罹癌，否則還是無法完全體會。但其他癌友知道，感受得到，也能理解；他們**真的知道**，因此，癌友間立刻就能牽起羈絆。

妮可原本罹患乳癌，後來罹患白血病，她的防衛心很重，不覺得這世上會有人和她有相同想法與感受；不過，妮可一發現，原來其他癌友也感受過她那種恐懼、希望、幸福，就覺得受到認可，不再只有自己一個人是這樣，就比較不孤單了。

憂心忡忡的我們

我們會有哪些想法與感受？

死亡，一定有（怎麼可能沒有？），人生、家人，也會有。

每次掃描檢查之間、之後，都如坐針氈。當然也懼怕下一支針、畏懼得硬吞下去的藥。

持續腹瀉，好羞愧。噁心嘔吐，趕快退散吧。那許久以前的我們，有頭髮、皮膚好、體重正常，好懷念。

發現腫塊、瘀青，都會憂思，難不成又癌症復發？是心臟病發作還是恐慌症發作？感覺一直懷疑自己有病：只是單純的咳嗽，還是，復發了？

想到孩子和愛人，眼淚就撲簌簌，腦中無法忘懷的是，如果自己不在了，另一半可不可以應付生活大小事，毛孩又有誰來照顧。

離開以後，這世界會變成什麼模樣？有人會憶起我們嗎？怎麼想起我們？

存摺數字，看了好焦慮。

性生活會不會恢復正常？有些癌友知道服藥或接受手術後，再也生不出小孩，因此黯然神傷。

自己會孤單一人嗎？有人願意陪伴嗎？還找得到愛自己的人嗎？關係維持得了嗎？

時常想著，要怎麼終結痛苦，對心靈可能有哪些衝擊。

厭惡別人盯著我們赤裸裸的頭。

我們說「就是覺得怪怪」的時候，相當能理解聽者的困惑。

身處一群健康人之中，好不自在。

別人稍稍擤個鼻涕、踢到腳趾，就連連抱怨，我們聽到後只能忍痛吞聲：真希望自己的病痛也能這麼簡單。

我們深知，一切不會再回歸正常了。

這些波濤洶湧的想法與感受，或複雜，或不理性，都讓我們感覺迥異於你們。

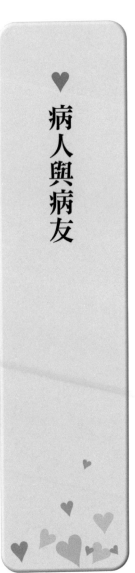

病人與病友

當醫護人員遇上癌症

從醫護人員觀點看「癌症轉移」心境。

抗癌期間，幸好有醫護專業團隊協助，他們的暖心事蹟，我說也說不完。醫護人員是奇特的一群人。我們驚慌時，他們會握住我們的手，我們寂寞時，他們會多留一分鐘，聆聽我們傾訴。不消多說，他們的精湛醫術，拯救了多少生命，而且他們必定笑容滿面。真不可思議！

若**他們自己**或愛人罹癌，會是什麼景況？

我家附近的腫瘤科醫師，溫柔無可比擬，不怕明說他的顧慮、關懷與信念。他必定輕聲細語，輕輕觸碰手臂安撫我，甚至建議我繼續祈禱，度過療程。他還要我去找鑽研我這癌症的專科醫師做初步治療，這樣才可能為我爭取更多時間。他和藹可親，我相當敬仰。

可惜，無論一個人多麼和善、學術涵養多深、信仰多虔誠，仍難敵癌症掃過的威力，就連醫護人員也無法免疫。醫師的母親罹患腦癌，試過各種療法，仍因一次處置產生併發症，溘然長逝。我景慕無比的仁醫，在腫瘤科領域如此呼風喚雨，亦是我抗癌時的靠山，仍得任憑母親敗給癌症。

他的悲慟，我也不忍卒睹。不過，他母親的仙逝，卻讓我注意到他的轉變：除了醫師以外，還有更多身分。我談論症狀、恐懼、喜悅時，他似乎更能將心比心，眼中透露的情感更加濃厚，看得出來，此時的他不僅是以醫師的身分同理，私下也能體會。

我認識的社工後來與醫師巧遇，便向前致意。醫師如平時那般熱切率真，停下腳步，語重心長問道：「令堂還在嗎？」社工說還在，醫師回應：「那你很幸運。」接著花了點時間，告訴社工，記得緊緊把握母親在的日子。

我很慶幸自己遇到了凱特。她是曾罹患乳癌的護理師。我住院化療時，有個夜晚特別漫長。她那時負責照料，遂與我聊起天。我不確定是因為我倆都是癌友，還是因為我們都是三個小孩的媽，反正就這麼自然而然變成朋友，很快牽起友誼。護理師得以達到的境界，凱特是最佳例證。

凱特罹癌時，約莫三十五歲，懷了三胞胎，已三十三週。她信仰虔誠，相信天主會照顧她和寶寶，讓她等到臨盆再做化療。後來如願以償，生下頭好壯壯的三胞胎，產後沒過多久就接受手術，切除一邊乳房，另一邊暫時保留，讓她先為孩子哺乳兩個月，之後再切除另一邊乳房。

經過手術與化療後，凱特決定重返校園進修，投入護理師志業。她體現了人成為照顧者的理由：**協助他人，回饋己力**。

我每一輪化療都得住院五天，愈來愈熟悉癌症樓層的每一個人。猶記得我第一次踏上南四這樓層，倍感驚喜。大家都好優秀，認真負責，悉心呵護，精力旺盛，而且幾乎都很年輕，是千禧世代！神采奕奕的他們，熱血沸騰，摩拳擦掌，欣然迎接形形色色的挑戰。其中，我特別喜愛的一位叫做布莉。她擔任護理師多年，熱愛腫瘤科工作，有一頭金色長髮，腦後梳起青春洋溢的馬尾，個性感染力十足，我也忍不住著迷。

我在那裡待過數星期的時間，每次看到布莉，她必會給予擁抱，綻開大大的笑容，伴隨幾句親切溫暖的話語。

我結束一輪治療後，大概過了幾個月，才又在這樓層走廊上遇到布莉，但這次映入眼簾的，並不是漾滿朝氣的金色長馬尾，而是俏麗大方的光頭。

我問她：「新造型是為了鼓勵誰嗎？還是有我不知道的事？」她還沒開口，

我就知道答案了。

我想起那天坐著化療，看見一個女生走進盥洗室，傳出嘔吐的聲音。一天裡她這樣來回好幾次。我本來以為是病人，不用自己病房的盥洗室而走來這裡，後來才知道，那女生就是布莉——每次用心照顧癌症病人之間，穿插著進盥洗室的嘔吐。顯然現在，她也是癌症病人了。我肅然起敬。

是癌症病人，也是照顧者

我欣獲布莉首肯，在此摘錄她的文字，不僅是由於她的筆觸細膩生動，還因為必須讓大家理解，照顧我們的人也面臨相同的處境：

在這段旅途上，常有人問我，同時擔任腫瘤科護理師、又身為癌症病人，有何感受。答案很簡單，三個字：很可怕。

今天，我是癌症病人。我等著接受治療，邊說話、邊和我的鍵盤吻別，與快板疾行的護理師交換眼神，打打招呼。在那只是有點太冷的房間，在沒那麼舒服的座椅上，我只不過是這裡諸多光頭的其中一頂。

我也和大家一樣，畏怯血壓計壓脈帶，任那消毒紙巾餘留的濡溼觸碰肌膚，滲出冰寒。

我也一樣，得用力屏息，才能忍著針刺進前胸的人工血管。

我也一樣，化療前給的藥在體內攪和一團、群起抗議而勾出暈眩。

我也一樣，化療開始滴注時，喉頭腫聚了毒物的騰騰殺氣；目睹護理師得穿著防護衣才能施行化療，心頭還竄上絲毫的慌張失措。

我也會如鶴般伸長脖子，仰望那毒液按照計畫落下，然後緊閉雙眼，就那麼一秒，祈禱它認真負責。

我也會垂頭喪氣，只因點滴架的輪子與地板難捨難分，彷彿硬拖著倔強不聽話的孩子去盥洗室。

我的雙目會對上一道道充滿倦意的眼神，但張張臉都布滿善意；我們會相視而笑，表達暖意，點頭致敬，互勉互勵。

明天一到，我就是你的腫瘤科護理師。我會充分休息，補足水分，好好進食，才有能量不遺餘力照顧你。我的靈魂會充實燦爛朝陽與親朋好友的愛，才能承接你的傾瀉而出。我今晚會誠心祈禱，迅速燃盡所有煩憂，才能全神貫注，由衷傾聽你的心聲——你的家族露營趣事、兒子上星期足球賽況、高中暑假計畫，我都願意傾聽，珍惜與你的交流。如果必要，我今晚會為自己開懷大笑、痛快大哭，明天我才能為你又笑又哭。

抗癌期間支持我的每一個人，我今天必定告訴他們，我內心盈滿了感激，明天我才能握住你的手，換我給你支持。如果你準備好了，我很榮幸替你斬掉髮絲，一起坐在床上，搬演頭巾時尚大秀，以咯咯傻笑當作配樂。

我會將個人經驗融入彼此互動，以更能察覺並確認你的情況，但我的病絕不會喧賓奪主。你的目光肯定會來回游移，一下落在名牌上那頭長長金髮的我，一下落在你眼前那長髮不留的頭。你自然升起的好奇心，會引你開口，而我會據實以告。你會開始比較我倆征戰的景況，而我會予以制止。

我絕對、絕對無法了解你經歷的一切……無法全盤了解。智者曾向我言道，癌症病人的足跡都不盡相同。我們可能都在同一條高速公路，朝向同一目的地，但現在我是在高乘載車道上定速巡航，同輛車上滿載愛我的人。你可能和我不同車道，路上有點高突不平，你可能因爆胎、沒油又沒見到任何人，而臨停在路肩。

不過，請君聽我一言：若我與癌症的搏鬥，有助我對你的景況多一些些了解，那就值得了。儼然神聖莊嚴，你讓我卑遜。你讓我受損又從零開始重建，才一天光景。你讓我暫時獲得喘息，儘管我倆都親歷了困厄艱辛的一天。你填滿了我。因為你，造就現在的我；我深懷感恩。

今天我是癌症病人，明天才能是你的護理師。

未說出口的黑暗

有些念頭令人悚懼，可能相當負面、丟臉，
似乎最好不要說出來，以免沒罹癌的人誤解。
但這些念頭源自人性，必須宣洩。

我深信這番話八九不離十：我們這些遭慢性病糾纏的人，已經到了那個時間點，開始將大大小小的心聲保留給自己。我們可能會就事論事，不動聲色的談起接下來的處置方式、用藥、這裡疼那裡痛，卻絕口不提內心那片黑暗。難過的關卡就鎖進心底，以免親朋好友流淚或嚇跑。在我的小天地裡，這些就是「未說出口的念頭」，我老公則說是我「鑽牛角尖」。

以下「千愁萬緒」來自與我攀談的數十名癌友：

「我很害怕，但覺得不能跟很多人說。」

「這些深藏內心的黑暗想法有錯嗎？『假如……會怎樣』的念頭如影隨形，我甚至一醒來就會想到。」

「這些想法徘徊不去，我一直告訴自己要擺脫這些想法：『我能成功抗癌嗎？』『癌症擴散多嚴重了？』『我會看到女兒長大結婚嗎？』」

「我一直都很努力保持正面樂觀，但現在我只想尖叫大哭一下。我有強力後盾支持，但有時候真的覺得自己不該哭、不該生氣，不然他們會覺得我又陷入憂鬱。」

「有些日子我哭得比別人還慘，有些日子我狀態超好，坦然接受現況。」

「我腦中一片混亂。」

「我已厭倦痛苦。」

「我有去心理諮商。」

「我要老天幫幫我！」

「我很氣惱竟然罹癌。」

「我恨死了，為什麼別人就可以過正常生活？」

「『化療腦』讓我記憶衰退，像一坨漿糊，好洩氣。」

「我常想，如果別人也罹癌，還有辦法開心笑嗎？他們尖叫著想放棄，想要逃走的時候，還會說自己沒事嗎？」

「當回以前那個母親、妻子、職員的時候，壓力好大。」

「你覺得，我們真的有那麼一天，再也不會滿腦子都是復發的恐懼嗎？」

「現在的我缺乏動力，只想成天窩在家裡。」

「每次看到癌症戰友會裡的誰復發或過世，就會悲從中來，不可自拔，想著什麼時候會輪到我。」

「我的人生真的是這樣？」

「如果情況變得太糟，我要找把槍來。」

「對，我認同協助自殺。」

「我住的這州同意使用醫用大麻緩解副作用，我也用了。」

「我住的這州不同意使用醫用大麻，但我還是用了。」

「我只想要正常的性生活、親密感、彼此身體的連結。」

「你去哪了？我想這樣問我的朋友。」

「我不想跟任何人說話，只想獨處，自我隔絕。」

「沒罹癌的人不了解，絕對不會了解。沒辦法讓他們真的了解我們經歷的一切，但不是他們的錯。」

「我不想再為未來存錢了，反正也活不到以後，現在就想花光光，及時行樂。」

「我想刷爆信用卡，搬去墨西哥坎昆市，每天都喝酒醉倒沙灘。」

「想到未來就讓我憂慮不安，已看不見未來。」

「別浪費我的時間。」

而我，確診後那幾個星期是一團模糊。我在嗚咽與超級敏感之間來回往復。

我費時整理衣櫥，理由是不希望自己大去後，家人還得幫忙整理，所以將打算送出的分成一堆，打算穿到死前的分成另一堆。我挖出多年來珍藏的每封信、每張紙條，逐一閱讀，沉浸於構築往日的印記，含著笑與淚，細細回味。我拖出一只舊箱，裡面放滿了相片、紀念品，記錄的是兒子們成長的歲月；所有手工的通心粉項鍊及母親節卡片，迴盪著「我是世界上最棒的媽媽」；我跌坐在衣帽間地板上，放任成堆的相片卡片將我包圍，一想到再也看不見孩子，就淚如泉湧，喃喃自語：「天啊，我要死了。」

我約見律師，草擬了遺囑、授權書、預立醫療指示，也聯絡了禮儀公司，逐條交辦後事，選擇火葬做為這片土地的終站，畢竟，若生命中必開打的終戰，終究抵擋不了身體的凋零與不成人形，投錢在一口棺材上似乎只是浪擲。這些事件與小旅行，我都保留給自己，從未與他人分享。

與老公的對話變得單刀直入。既然人生會戛然而止，我必須確保能善用擁有的分分秒秒。

記得有次早餐，我脫口而出：「希望我死後你可以再婚。」

「啥？」喬迪吃蛋時差點噎到。

「我希望你不會孤孤單單。你還會很年輕，我希望你快快樂樂。」當時我以為如果我同意他再覓良緣，自己會好過一點，他也會自在一些。「你想要的話，我可以陪你一起挑選伴侶。」這場對話就這樣劃下句點。從各方面來看，這種對話真的很糟，我的歇斯底里，喬迪都沒有份。

我罹癌後，腦袋運轉感覺宛如光速，很有意識的急切推進自己的人生，也會抓緊時間好好享受。

我努力釐清罹癌這事的時候，也有些非常不理性的想法。舉例來說，有段時間我因為不是得乳癌，就忿忿不平，好希望自己罹患的是乳癌，感覺那樣會比較「輕鬆」。每次聽聞乳癌，都是治癒率將近百分之百，電視和網路廣告鋪天蓋地的宣傳「粉紅色響應乳癌防治」，舉辦多項趣味路跑、慈善活動，還特別為乳癌立保險法，執行的臨床試驗原本就多，亦不乏資金挹注至有迫切需求的臨床試驗與治療方式，T恤上更印有令人琅琅上口的標語，例如「拯救ㄋㄟㄋㄟ」（Save the Ta-Tas）、「乳癌防治健走」（Race for the Cure）。其他癌症都不像乳癌享有那麼多關注，戰友、募款與捐獻資金也沒那麼多，我既羨慕又嫉妒。好希望大家參與的路跑或健走是用我這種癌症的名義舉辦，好想要有大家一眼就知道的代表色，淋巴瘤這種萊姆綠，雖鮮豔醒目，但永遠不及粉紅色。別人看我是女性而直接問說「喔，是乳癌嗎？」的時候，我也想要可以乾脆的回答「沒錯，就是乳癌」。

現實卻是，我得的不是乳癌就算了，還是無法治癒、大多為男性罹患的癌症。真是討厭！我其實一開始還刻意不穿粉紅色的衣服，別人才不會把我的光頭自動歸類為乳癌。我和那些「粉紅色」的女性既疏遠又沒共鳴，她們可以聚在一起討論病情、治療方式等，我卻沒有一起討論的戰友，老覺得自己像國中時期遭排擠的同學，努力融入團體卻沒用，因為得的癌症「不酷炫」。

得乳癌輕鬆多了。反正乳房可以切掉，血液卻不能換掉，所以一定比較輕鬆。我竟然曾這樣想，實在很不應該。後來我才體悟，自己和許多人一樣，對乳癌了解不夠深刻，想法太單純。關於乳癌的一切，最困擾我的地方其實也最誤導我：全來自那些高調宣傳。

我知道讀者看到這幾段文字可能會火冒三丈，但我的用意是盡量讓大眾知道病人的各種想法，包括好的壞的、難以想像的。得乳癌的朋友，對不起，謹在此為自己的無知，獻上最誠摯的歉意。

幸好，生命的流轉很有意思，你需要這些人的時候，這些人就會受安排出現在你面前——正可謂天時地利人和，在我需要的時候，恰好發現所參與的成年癌症倖存者體驗營裡，身旁的女性大多對抗過乳癌。有了她們，我才得以淨化靈魂，驅逐那些可怖的念頭。我向她們坦言，當初無法和她們一起在戲沙池裡玩耍，自覺面目多可憎，後來才逐漸認清乳癌的真實面貌：疼痛、羞辱、折磨、喪失女性性徵、沒安全感。

我還釐清網路與宣傳品未透露的資訊，包括乳癌第四期病人其實還有區分；一旦腫瘤部位轉移，就另有代表色：白色。和我聊過的乳癌第四期病人，也覺得自己被踢出這個粉紅圈子，得的癌症一點都不「酷炫」。

資料顯示，在美國每十四分鐘就有一人死於乳癌，而轉移性乳癌是唯一致死因素，不過僅有百分之二到百分之五的研究募款資金著重在轉移性乳癌。❸ 此外，慈善機構舉辦的健走或路跑活動、購買粉紅色系商品的宣傳並未奏效：乳癌死亡率四十多年來都並未顯著下降。

有一位乳癌第四期的病人對我說：「醫師已經束手無策，沒別的法子了。」她得繼續吃口服化療藥，吃到死，或吃到受不了為止——這是醫學給她的唯一解方。

無消多提，我愈來愈認識乳癌的那段時日，經歷許多淚流成河、恍然大悟的片段，亦藉由不加修飾的坦誠對話，新形成許多不可思議的羈絆。現在我可撫著心說，再也不會希望自己得「她們那種癌症」。我當初真是瘋了。

即使聽見「完全緩解」（complete remission，簡稱CR）、「無疾病證據」（NED）、「無活躍性疾病證據」（NEAD），這些未說出口的瘋狂念頭也不曾消逝。在顯示無活躍性疾病證據之後，我仍持續將恐懼往下深埋心底，不許任何人窺探，臉上硬是掛著幸福笑容，語調流露欣喜，言談間雲淡風輕。

是的，我得了癌症末期。

是的，我的預後還有短短幾年。

是的，我很害怕。

是的，我有時候會迴避這些念頭。

我將精力用來協助親朋好友自在看待我罹癌的現實，藉此協助自己挺身親臨將死的恐懼。我快死了，死亡來得比我想像中快。

好好道別的時刻來臨

現實是，罹癌的人不一定會繼續活著。誰能撐下去、誰不能，變項多如牛毛，繁如星海。真相是，閱讀這段的你，有一天得親眼目睹愛人為最後幾天的生命苦苦搏鬥，而你得做出這輩子最艱難的決定、經歷最難熬的時日。而箇中關鍵在於：請記得這是**他們的人生**，可不是你的人生；你得理解接受，有一天你的愛人會再也奮戰不了，治療效果與副作用的害處已大過於益處，正蠶食他們的身體與精神。

大家都希望愛人能陪伴自己長長久久，病人本身當然也不想向死神投降。但繼續硬撐並不切實際，其他人也不該為病人決定何時該止步。如果愛人已不想再拚，只能請你尊重，認同愛人的感受。

當然，如果捫心自問，想到要放手讓他們走，泰半感覺只有恐懼：「沒有你，我怎麼活？」以及「如果再拚一次就痊癒了呢？」不過，沒有了愛人，你也會活著；活得不一樣，但你會活著。至於那額外的治療，如果病人生理或心理無法接受，治療也不會奏效。

身為病人的我們知道治療、檢驗、等待結果的感受。我們熟悉疼痛、噁心、腹瀉、疲勞、記憶流失、腦海中搜尋不到適當詞彙等副作用；深諳自己不再是以前的自己，無論多麼努力，也無法回到過去；我們察覺得到什麼時候自己再也忍受不了。

時候一到，我們就知道該放手了。讓我們挺著尊嚴走吧，讓我們不帶著愧疚歇息吧，拜託了。

未說出口的快樂

琢磨並正視自己的死亡，也會帶來好事。對人生的認識會更深刻。

儘管癌症聽起來令人不寒而慄、一塌糊塗，也不全然帶來壞事，反而促使我認清了一切。我比喻成剛睜開眼睛的新生小貓。我大開的眼界，比以前還開闊。世俗日常的迷霧逐漸消散，取而代之的是更明亮清新的色彩、更銳利清晰的影像。經過內省後，**感覺**一切更美好；好似身心更健康純粹，更開放迷人，更能仁慈感恩的接受人事物。

一個有趣的實例是，我變得很喜愛松鼠。本來我就覺得松鼠很可愛，但現在確實更認真注意，喜歡看著牠們蹦來蹦去，彼此追逐嬉鬧。發現花園裡種下花生的時候，我還會咯咯輕笑，暗自期望那偷走花球莖的小傢伙能飽餐一頓。之前的我可是會拿著掃帚對這些小乞丐窮追猛打，伴隨一串咒罵。

以前煩擾我的似乎不再惹我煩憂，我的包容力放大到幾乎超乎凡人的地步。最近常掛嘴上的話成了「我沒差」，但沒有不爽或酸溜溜的意思，話出自真心。面對爭吵或衝突，我真的沒那麼在乎輸贏了，寧願屈從，也不願繼續雄辯，儘管知道自己是對的也沒差。

晚餐要吃什麼，老公原本該買哪種牙膏，孩子為什麼沒準時回來吃晚餐，已不再需要「討論」。我不在意這些瑣事了，只要看到自己飽足的肚子、潔淨的牙齒、孩子回家吃飯，無論早回晚回，都很開心。

我罹癌前本來就覺得很幸福，幾乎少有抱怨，生活過得豐盛圓滿，現在反倒更加幸福，發現自己笑的時候更多了，而且笑不僅表現於外在，更是發自內心。

與自我的對話也很正面，善意十足，寬恕他人、也寬恕自己。

我真心感激一切，真心感激每一天，不再只是看著鏡子上那些便利貼，諄諄告誡自己要「正面肯定」。這種第二天性，是在罹癌後，強忍一段極大痛楚掙扎才浮現的。如今在我的世界裡，我清晨醒來，睜開眼，往往感動又驚喜，會對自己說：「哇喔，今天又醒來了！」生命真真切切是份厚禮，我相當感激能擁有。

我遭受病魔摧殘時，才發覺時間原來未必和我同一陣線，反倒像是枷鎖，而我是奴隸。時間命令我何時醒來，設定我進食的時間，規定我上廁所、去工作的時間，全盤掌控我的生活。在最折騰的日子裡，我學會了疲憊的時候睡去，睡飽的時候醒來，飢餓的時候進食，有力氣的時候工作。

我恢復健康後，繼續有意識的維持不受時間宰制生活的樣貌，至今床邊還沒擺上時鐘，飢餓的時候就進食，儘管午餐意指早上十點，晚餐意指夜間十點。覺得有力氣的時候就工作，力氣快見底的時候也不逼迫自己。我已經找到平衡，進而獲得平靜滿足，任何拯救自我的書籍文字，都無法賦予這種安定。

我不會再這山望見那山高，因為我所處的這山恰到好處，花草愜意，悠然自得。期許仍未找到這種視角的各位，都能把握上天賜與的良機，改從清明的觀點看待人生：盈滿希望，**體驗**生命是份厚禮。

思考正面積極

不是只有我承受極大苦楚後，得以全新角度，清明看待人生。我那用來「提醒」小小化療腦的筆記本，羅列了值得分享的病友語錄。

「現在處於緩解期的我認為，只要願意改變觀點，人生一點都不複雜。」

「因為撐過戰役，現在的我更上一層樓了。」

「感受到平靜安穩。」

「不再著重世界上的紛紛擾擾。」

「一切似乎更加美好。」

「**任何事**都不再是理所當然。」

「內心充滿感恩的活著。」

「癌細胞粗鄙無恥，惡意威脅，可能會一直將你摶倒在地，但因天主賜予恩寵，我不斷挺身站起。」

「癌症讓我更加注重身體，現在的我就更加了解身體了。」

「我釐清了真正重要的事物；今天我還活著。」

「想發揮影響力。」

「終於體認到，人本身比做完事情還重要。」

「Aut viam inveniam aut faciam.」（找到出路，不然就自己開創。）——癌友引用了北非古國迦太基著名軍事家漢尼拔（Hannibal，西元前二四七年至一八二年）的名言。

第三部

往「新常態」昂首邁進

可能奪走你生命的事物既已迎面而來，
你就沒有回頭路了。

病人

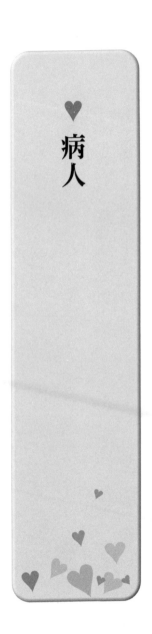

「正常」的新定義？

罹癌後，「正常」的定義也隨之變化，外表可能會騙人。

我一位年輕朋友珍娜評道：「有種一直必須要解釋的感覺。我拿了身障卡，然後你就覺得我外表應該要看得出來。」

珍娜得了骨骼會自行融合的疾病。她才二十四歲，看起來身強力壯，容光煥發，與同年齡層的女性無異，卻因為這從外表看不見的病痛，苦不堪言，身體也常拉警報，必須定期接受類似癌症病人使用的輸注與藥物。

「我走下車時，外表完全正常。我會把身障卡放在車窗上，因為感覺必須昭告天下，向看不出我哪裡有病的人解釋，為什麼這花樣年華的我，明明看起來超級正常，卻需要身障車位。每次注意到有人看我用身障卡，我就會稍稍垂下頭，覺得羞愧。」

我完全了解這種感受，因為我也有身障卡，使用的時候也會稍稍垂下頭。病痛總是來得又快又急，我可能現在還可以好好走路，再幾小時就走不動了。耐人尋味的是，我如果拄著枴杖走路，路人通常投以同情眼光，還會帶著微笑，表示他們覺得我很勇敢，一點都沒有那種「你還真好意思」的神情；可一旦我掛上身障卡，下車不用枴杖，路人目光就偏向藐視，帶著怒意。我背包放了枴杖，以防萬一，難道這種事我得表現出來嗎？

「正常」：罹癌前的我們

為什麼癌友會說自己不正常或不會再正常了？罹癌後的變化分為兩種：顯而易見的外在變化，以及隱而不現的內在變化。

顯而易見的外在變化，包括：手術留下的疤、放射線治療的痕跡，行走、說話、行為的方式異常，身體部位切除了。沒有那麼明顯的內在變化，則是：我們**感覺**、**思考**、**看待**事情的方式，已經有別於為生命奮鬥之前的自己了。

我得的癌症不能接受放療或手術，所以無法以過來人的立場陳述經驗，只能詢問別人的感受。

凱西得了鼻竇癌第四期，必須每天接受放療，持續數星期。放療前得先拆除口腔內所有金屬補綴物（必要時還得拔牙），接著裝上與口腔貼合並延伸至喉嚨的金屬板，保護舌頭、喉嚨、臉部另一側，避免遭到質子放射束傷害。他得重新學習吞嚥，習慣金屬板擋在那部位，以免放療時噎到或動到位置，他整張臉上還戴了好似騎士的網狀面具。由於放療，凱西喪失嗅覺及味覺，也引發慢性癲癇症狀，不過外觀**看起來**很正常。

蘇珊提到，切除乳房後，覺得自己性別「中性」。彼時她頭髮掉光，連眉毛眼睫毛都沒了，乳房又切除，大家看到她會叫「嗨，老兄」或「大哥」。失去性別特徵後，好像遭到排擠。

蘇珊決定重建乳房，重獲性別認同感。可惜的是，經過複雜治療、五花八門的狀況、九次手術，還移除一個植入物，蘇珊還是沒有完全重建好。但看著她，你不會知道她生過大病，如此精力充沛，熱愛泛舟、跑馬拉松，行動力一流。

另一位乳癌倖存者小潘覺得，最好別再勉強身體承受手術勞苦，因此不打算重建乳房。小潘選擇接受社會上的挑戰，承受質疑與異樣眼光。「我覺得這兩粒已盡完義務，不用穿胸罩、應付相關的麻煩事，實在太美妙了。」她還發現一件趣事：就算她裸上半身，別人也不能指責她妨礙風化，畢竟她連乳頭都沒有……我還真沒想過這點。

經歷睪丸癌的麥可，二十歲出頭時，為了保留生育能力，毅然決定放棄化療，直接切除癌變的睪丸和淋巴結，裝上一顆人工睪丸。

凱西、蘇珊、小潘、麥可的故事縱然天差地別，仍有許多共通之處：同樣因身體劇烈變化，感到恐懼、焦慮，有時候甚至情緒崩潰。不過，對於自己的經歷，他們都寧願娓娓而談，也不要假裝沒這回事。

外表不是全貌

癌症帶走的事物，有些雖看不見，但可能比身體的傷疤還明顯。例如，我鍾愛跳舞，雖然從未上場比賽、表演，但跳舞曾是我的生活重心。當時我想尋覓健康的宣洩管道，療癒我心，就找上跳舞。我一直躍躍欲試，有一天，真的豁出去，回覆了 Craigslist 網站上的徵人廣告：

專業舞者徵求舞伴。身高應為一五七至一六三公分，體重不超過五十四公斤，住在本區，下班時有空，無經驗可，免費教導。

我覺得實在超適合我，朋友倒覺得我會陳屍在某棟建築物的地下室。幸好我沒看走眼，也真的學到跳舞，舞蹈老師成了一輩子的朋友，後來也指導我老公跳舞。

每星期有三到五個晚上，我進入舞蹈世界，與舞伴嘻笑打鬧，隨著節拍律動，國標舞、騷沙舞、搖擺舞、鄉村舞，在在難不倒我。舞功雖不是最頂尖，但我跳舞時恣意暢快，身材曼妙，精力也超乎大多數人。

然而，慢慢的，我愈來愈吃不消，開始很喘，每幾個月就又覺得感冒。我把症狀歸因於太多工作、養育孩子、吃到不對的食物。後來，當然，確診癌症，永久改變了我的常態。

我寫這段時，僅接受維持性免疫療法輸注，每兩個月接受一次輸注，預計持續兩年。輸液裡含抗體，用來對付同類型癌症病人體內皆有的某種特定蛋白質，若抗體能與特定蛋白質結合，即可觸發細胞死亡，讓癌細胞休眠——希望啦。這種藥物，我可以輕鬆應付，堪稱「小兒科級」；那種要住院的化療，才是「核彈級」。

因化療與試驗藥物而勞瘁的日子已遠去了，如今的我看起來一切正常，有頭髮、眉毛、眼睫毛，皮膚顏色正常，體重也恢復了，不過我還是無法如往日般在舞池盡情搖擺，就是已經少去那種體力，疲憊感也會不時竄上。

我讀到拉圖爾（Kathy LaTour）撰寫的〈癌後疲憊：隱形傷疤〉❹，該文精確描述了癌症治療結束後的疲憊狀態，術語稱為「癌因性疲憊」，百分之七十五以上的癌症倖存者都有此問題，而且生活中無處不現，其定義為「不同於一般的疲憊感，原因並非時差、一夜沒睡好、照顧新生兒、沒睡覺或沒休息放鬆，症狀可能包括精力不足而無法站立，或是恢復不了化療前的體力。」

閱讀這篇文章有助我檢視疲憊感的問題，也協助老公釐清我說的「就是很累」

實際上是什麼意思。

化療對身體造成多種持續擾人的副作用，雖然通常隱而不現，卻是真實存在，也令人氣餒。

以我的例子，化療奪走我的平衡感，現在有時候仍會讓我難以直線走路，得重新訓練平衡感，才不會撞到東西或身子傾斜猶如快傾覆的船。化療後出現劇烈明顯的記憶缺損，在腦海中常搜尋不到適當的詞彙，大概類似中風之後的症狀，話講到一半，腦中突然一片空白，好像剛剛其實沒在說話。早餐吃什麼，還沒中午就忘了，昨晚看的電影或人名也回憶不起。我這輩子一直口若懸河的詞，在我腦中翻啊滾的，始終抵達不了舌尖；正當我擷取早該信手拈來的文字，努力填補句子的空缺，卻深切感知到那秒針滴答滴答，永不停歇。我縱橫法律界已三十年，又立志成為作家啊，實在是一大打擊，但旁人看不出來。我的萬分羞愧、啞然失措、忐忑不安、勃然大怒，僅藏於內心。

沒錯，我表現得很棒，感覺極好，但還是做不到以前那樣——然後還要一遍又一遍解釋，實在筋疲力竭。也不確定以後做不做得到。要體認到再也穿不上舞鞋、踢起腳跟，還要向自己與旁人承認，這種撕心裂肺之感難以置信。我得學著不要再以罹癌前的我做為衡量標準，必須接納現在的我、現在的能力。每天疼痛的部位涵蓋背部、頸部、左右手的中指、右手腕、左膝。醫師還指出退化性關節炎，但我服用這些救命藥物以前，完全沒這種病。

困擾的，還有突如其來的一陣暈眩，總教我踉蹌跌倒。醫學上無法解釋，但當問題是真真切切，臉又重重栽在地上，聽到這理由也沒好過一點。

視覺也是一大問題，我眼前的世界恍惚一片，新的處方箋也不管用。

接受第一劑化療後，卵巢就停止運作了，而且為了遏止體內如火山爆發的熱力（熱潮紅），我得服用合成荷爾蒙。想當然耳，這有乳癌風險——等於又多了個隱憂。現在的我還得經常小憩，才有足夠的精神，度過大多日子。但你看看我，**看起來**多正常。

我遇過接受化療後的癌友，手腳末梢都患有神經病變，會疼痛、麻刺，有灼熱感；有的癌友因為化療引起的神經毒性，造成腦損傷，影響認知技能，再也無法工作；我曾目睹白血病人雙腳過度使力，身體自顧自的泛起一大片瘀青，竟只是因為度假，走路走太久。這位以前專職表演的舞者，如今脆弱的身軀再也禁不起過度使力；由於藥物傷及心臟，無法再爬樓梯的癌友也所在多有。但是，大家**看起來**都很正常。

保持耐心為當務之急；病人本身有耐心，大家對病人也要有耐心。有時候我看得出親朋好友的灰心，他們解決不了問題，納悶這階段還要持續多久，甚至忘記為什麼我會有這些問題；他們看著我努力搜尋適當的詞彙、回想故事、看電影時保持清醒，但我仍有力不從心的時候。

我得學習接納這新的自己，儘管細胞狠狠背叛、永久改變了我，還不時威脅要奪走性命，我還是得與體內這些惡毒的細胞和平共處。

活下來，卻有罪惡感

連癌症倖存者也會有罪惡感，揮之不去。
請接受這是人性的一面，也請為自己的一次次勝利慶賀。

說起讓我傷心欲絕、大受打擊的告別式，一定是雷伊的。他應該是我癌友圈裡第一個走的，逼我第一次正視自己還活著這件事。

我很驚訝，自己竟然會因為雷伊過世而有罪惡感。我和雷伊及其家人只同路抗戰了幾個月，算是局外人，等於是我才開始踏上征途的時候，剛好結識雷伊。

雷伊走後，我和他妻子黛安見面，只見了兩次。我們時不時聊天，互傳真情流露的訊息、真誠關懷的電子郵件，但彼此從未真的熟絡。超過一年的時間，我沒有足夠力氣離開家門，光是治療和赴診就已勉強，更遑論與朋友碰面。黛安則是含淚扛起雷伊的農場，學習經營，時間都留給悲慟及新的責任，所以也沒有太多閒暇時間。不過我一直深深懷疑，自己的存在是不是會提醒她雷伊的病與死。這就是我人生第一次，飽嘗了**倖存者的罪惡感**（survivor's guilt）。

羅患非何杰金氏淋巴瘤的泰勒，也曾遭罪惡感吞噬。他的朋友把怒氣丟到他身上：「真不公平，你居然還活著，我爸卻走了。」他那時突然覺得，這年輕女孩的父親敗給病魔，自己卻苟活，真的很抱歉。

塞西莉亞甚至覺得自己稱不上乳癌病友，因為**沒那麼嚴重**，「只須切除部分乳房」。事實上，她是淚涔涔的來找我訴苦，她只有「輕微的癌症」，不需要化療或放療，好像很不應該。

許多癌友發現自己活了下來，其他人走了，因此懷抱罪惡感活著。戰友的健康若惡化，我們的自我價值感也可能倏地扭曲，徬徨的我們質疑為何是自己享受好日子，為何是自己存活下來。倖存者罪惡感竟然降臨到癌友身上，實在值得深思。

「羅尼壯得像頭牛，比大多數人都還要強壯，沒什麼事是他做不到的。」這是羅尼家人心目中的他。我和羅尼相遇時，他才七十歲出頭，還沒確診被套細胞型淋巴瘤前，唯有健康兩字可形容。我們起初都在同一間醫院接受治療。僅僅十七個月，他就過世了，從未進入緩解期。我竟然比「牛」還長命，還達到緩解期，好罪惡。羅尼的妻子很貼心，說我不需要自責，大家都有自己的路途要走。我很感激這番安慰，但還是背負了活下來的重擔。

檢驗結果沒問題，掃描結果沒病徵，你雖想高調歡慶，看到戰友結果不理想，又怎麼好意思；這一放一收之間，只有矛盾，很難達成平衡。人人都想健康快樂，也都有愛人為自己祈禱奇蹟出現，但不是所有心願都會實現。存活下來，卻可能捎來刻骨的代價。

構成人生的，不是擁有的東西，而是創造的回憶

學習活在當下，尋找小確幸。

我已體認到，儘管許多人都在這段旅途上，踏循的路卻是自己專屬，沒有誰和你有相同的感受、思考模式，抑或是相信一樣的事物。就連我也無法想像另一名癌友嘗遍的酸苦，只能詢問，試著同理。然而，大家似乎共同擁有的是那種強烈欲望，想趁行有餘力的時候創造回憶。

我從朋友那兒聽說一對年輕夫妻的故事。丈夫罹癌，無法存活，夫妻教導兒子，人生是由回憶組成，不是由實體物品組成。有次我朋友和那家人出遊，給了小男孩一把玩具水槍，儘管小男孩很想收下，還是知道要先問媽媽，因為他平常不能玩任何種類的槍。媽媽同意了，提醒男孩：「你要回應什麼呢？」男孩回應的不是一般常見的「謝謝」，而是「構成人生的，不是擁有的東西，而是創造的回憶」。此語，教導我朋友重要的一課。

這故事溫暖動人，讓我尋思了一會兒。拿著水槍的小男孩還如此幼小，也得學習創造父親在的回憶，知道這些回憶會陪著自己長大成人，沒有實體物品能取代父親或使父親復活。大人教導了這個小孩，要活在當下，創造未來的回憶。

如何活在當下

常言道，要活在當下，但究竟該如何實踐？

和別人面對面相處的時候，請不要忙東忙西。手機擱置一旁，雙手離開鍵盤。你和朋友出去，手機卻躺在桌上，你在和別人說話，一邊卻打著電子郵件，無論哪種，都不算付出時間給對方應有的尊重。你拿起手機查看或繼續打字，跟你在一起的朋友有什麼感受？肯定覺得在手機裡的那些人事物比自己重要吧。

現在我一出門，就會暫且「放生」手機，有意的向迎面而來的行人打招呼，真的直接對著他們說「哈囉」、「早安」之類的，瞧見對方的表情，其實挺逗趣。誠然，許多人經過我身邊時根本沒注意到我，因為耳機插進耳道，或是頭低低的，大拇指狂在手機上運動。不過，我還是培養了這種新習慣，也很享受回饋給我的微笑。

「別浪費我的時間！」這是我罹癌後新的座右銘。我對人生已有超乎尋常的迫切感：希望享受每次日出日落，觀賞我家狗狗玩耍，目睹孩子飛黃騰達，捕捉人生中所有美妙事件。不過我沒多少時間了，得學著淘汰生命中微不足道的瑣事，改將時間和注意力分給真正重要的人事物，重心放在能帶來喜樂祥和、滿足需求、圓滿人生的那些，其他的呢，只是無意義的消耗品，浪費我時間。

別沉滯於過往，亦別僅著重於未來，否則會失去現在此刻值得把握的一切。努力活在當下，創造這些未來的回憶，將為你的玩具水槍增添不凡。

保持動力，發掘生命中的彩虹與幸福

人生的下一局還在你面前，人人皆然，無論你有多少時間。

但，就是沒人真的知道自己還有多少時間。

「我的心靈充盈著對生命的感激，悅納這巍巍顫顫的健康。」—蘇珊與乳癌激戰兩年後，寫下這段話。我們大多數人經過這番鏖戰，都將生命看成是恩賜，是奇蹟，是厚禮。

癌症永久改變了一個人，我們再也回不去罹癌前的日子。有些人必須找到方式接受現有的傷疤與外表的變化，必須學著接受可能已失去或用來代替的身體部位，必須習慣不同髮色或捲髮（算是化療回敬給我們的），現在走路和說話的方式也可能別於以往，必須學著接受。

至於我，癌症帶給我的蛻變是起自內心；感覺自己體內盛滿了對新生活的希望，身體四周有一圈看得見的祥和光環。

我在罹癌前就是個樂天的人，也認為自己不吝分享愛，但不是一直都那麼知足，在許多方面，我都覺得坑坑洞洞。以前的我常不確定自己是什麼樣的人，但現在的我，覺得自己積極掌舵人生，足具重大意義的生命已汰換掉舊的自我。

雖然罹癌有如五雷轟頂，卻形塑了我的現在及未來，教導我帶著愛與忠僕之心邁步前行。我被迫學習就這樣**活著**。有了這股寧靜，而理解，而反思，進而體認、接受、轉變。

經歷過辛酸苦楚的我，反而更清晰獲得自我，更清明看見身旁的人，而我深信所有人都是好人。目光更透澈，世界更美好，更容易發掘生命中的彩虹與幸福，也學習放下無謂與高壓的事物，著眼於至關重大的那些。

儘管我離完美仍遙遠，而且無論多努力，一部分的我也絕對改不了——反應仍快、語鋒依然犀利，但也能迅速發現並接受這些缺點，予以修補。畢竟實在沒有時間懷著怨念。

我學到為身心設立界線，知道自己的意見儘管有如苦口良藥，表達出來也沒關係。現在的我正在完成「未竟的心願」，劃掉待辦事項，帶來無比快樂，成就感極大。以前敬而遠之的《默示錄》也拿來閱讀，而且目前還未受挫敗。

我們之中有誰未獲死刑宣判？我們之中有些人卻很幸運，更精確知道自己留在這片土地餘下多少時間。而我就是獲幸運之神眷顧的人，選擇將這段倒數的時間，投注在曾經助我一臂之力的人身上，能親口告訴他們直搗心坎的那三個字：「我愛你。」

我當然不確定「感覺良好」的時間還有多長，也不會知道何時復發、離世，但肯定的是，雖然並不是自願選擇這條道路，也不願放棄這段路上的一切美醜，或是這些欣然獲得的嶄新視角。現在的我待人更寬厚，更兼容並蓄，更開心見誠，也更平靜從容，不再汲汲營營搶占上風、一心擊敗對方，也實在不想再涉入任何論戰，再不需要外人的接納或認可。你不喜歡我，也沒關係，我會靜靜走開——不會侵門踏戶，傷害對方。

人生，簡單多了。我更能真心面對感受，更能老實表達醜陋，畢竟，這些感受儘管不受歡迎，仍是切實存在。在旅途上某處，我甚至學會什麼叫做**真正的愛自己**，連沒那麼可愛的部分也一起愛，外在、內在的信心具足，也呈現出來。磨練與苦難，造就了更好的自我。

誠摯期盼，記錄在本書的想法與經驗，能助你更透澈了解癌友的世界，驅逐對癌症的誤解。罹癌的恐懼可能讓你癱軟麻痺、無所作為，也可能讓你招架不了、否認事實。短期內有這些反應，沒關係，大家都會有，但你得盡快克服，什麼都不做，可能損及與愛人的關係，最終只會失去你所珍視的愛。採取必要方式消弭恐懼，才能和愛人並肩挺立，共同抗戰，充分成長，享有豐足的愛。

目光清明澄澈

譬如一炬之火，數千百人，各以炬來分取，熟食除冥，此炬如故，福亦如是。

——釋迦牟尼佛《四十二章經》

目光清明澄澈，正是我不想回到先前常態的原因。

我現在覺得太陽閃耀得更明亮，隨時都有讓我笑逐顏開的事物，小事情也有大意義，人生真的是更幸福美好、更歡心暢意。我學到人必須先了解悲傷，才能體認到幸福；必須先承受身體之苦，才能體驗到良好健康。

最近有一天，我開車時，突然發現自己盯著隔壁車道的自行車手看，她的手臂緊實，線條漂亮，我邊微笑，邊在內心想著：「衝啊！女力！」我對這位不知名的女性深以為傲，雖然沒辦法停下車對她致敬，還是希望能以某種方式傳達我的正面樂觀。這些小小的日常片段，對我影響深遠，後來我只要行駛在熟悉的路段，都會尋找那名自行車手的身影，默默欣賞她的精神與體格。她無論晴雨仍堅持踩踏車輪，我也感染了無比活力，每次遇見她，都倍感幸運。

我一得知確診，知道自己這種癌症相當罕見，而且發生在我這種中年女性身上，更為罕見，這癌症又極為兇猛，存活機率是零。距離我家兩千九百公里遠之處，有位名聞遐邇、精通此癌症的專科醫師收治了我，開始施用試驗藥物，期望能使預期壽命加倍。後來藥物奏效，癌細胞休眠，卻狠狠凌虐關節，八個月都在劇痛中度過。（特此聲明：我當初是自然產子，別以為我不知道什麼叫痛！）

試驗藥物帶來的疼痛，卻也捎來清明澄澈；這種清明澄澈，我可不想失去，否則就無法辨明人生真正重要的事物——儘管事物微乎其微，我也相當珍惜。例如，我往往坐上好幾個小時，無力移動，只是細望窗外。我無法看電視，實在太勉強眼睛了；聽音樂，頭很痛；無法滑 iPad，手指和手腕沒辦法太用力；無法說話，力氣都專門用來應付疼痛。由於這個那個無法做，疼痛大大小小，世界變得褊狹，僅能局限於我所坐位置望出的那片大型玻璃。

世界一旦窄仄，懸缺了外在雜音與雜思，人生即變得清澈、專注。你探查世界的視角煥然一新，事物的價值不再憑己而定；你被迫慢下腳步，有時候自己僅是靜息，眼界卻開展，看進日常的始末。以前的你害怕遲滯，只管匆忙度過，現在沉痛的日子，卻有無比祥和，個人也成長茁壯，更上層樓。

時光流逝，疼痛存續，我坐在沙發上同一位置已過數月，不過，每天望向窗外，都能感受到更多與生命的連結。除了來去匆匆的松鼠，我的世界豐富了一些，得以感受、思量。

所有事物都有美好的一面，我們平心靜氣時，則享有最深最廣的祥和。有時候，我以為可能會痛到抓狂，但由於動彈不了，就學著平撫自己，找到思慮的重心，窗外的一切，包括那些松鼠，我都開始看透，慢慢知曉生命之於我的意義，

人生的意義。

我在科羅拉多州參加史詩體驗營時，聽到一段故事，喚出記憶裡我那段痛不堪言的時日，以及在那段時日，內心油然生起的祥和、對人生的理解、嶄新的視角。故事來自傅剛（Robert Fulghum）的《迫在眉睫》（*It Was on Fire When I Lay Down on It*），傅剛是暢銷書《生命中不可錯過的智慧》（*Everything I Ever Wanted to Know I Learned in Kindergarten*）的作者。傅剛當時聽了希臘哲學大師帕帕迪洛斯（Alexandros K. Papaderos）的講座，當場提問何謂人生的意義，大師又是如何找到人生意義。

出生於第二次世界大戰的帕帕迪洛斯，在撞毀的德國製機車附近，發現後照鏡的碎片，因為拼湊不了原樣，便將最大的一塊磨成圓形，當作玩具，將光線反射至陽光不及的暗處。隨著年紀漸長，他發現這只圓鏡根本是一種隱喻：雖然他

本身不是光源，但他可以成為一小片鏡子，藉由傳播真理、理解與知識，反射出那道光芒；儘管他只是鏡子的碎片，也可以善用那道光芒，照耀許多暗處，包括人性的幽暗之處。這就是他的人生意義。

按摩治療師黛比，一邊在我關節發炎的頸部和背部上按捏推揉，一邊說道：「我們都在追隨眼前的楷模，但實際上，我們必須成為自己眼中最棒的楷模。」我也想和帕帕迪洛斯一樣，成為鏡子的碎片，為他人照耀光明，希望能看見人最棒的一面，為自己也為別人全力拚搏；期冀能盡力成為最棒的自己，成為自己眼中最棒的楷模。

病人以外

再也沒有所謂「回歸正常」

無論癌症病人是否自稱為倖存者，千萬小心使用「正常」一詞。

一旦病症或副作用不再外顯，因難受而洩氣的感覺反而常會加倍，因為別人常假定你已經「回歸正常」。切除雙乳的妲米有句名言：「我看起來沒病，你看起來不笨，但我真的有病，你很笨。」狠，但很中肯。

身為與慢性病纏鬥的病友，如果發現大家以為「看起來」正常似乎等同於「真正的」正常，必定大動肝火。但在癌症世界，這種二分法有如家常便飯，癌友圈外的人，常會忘記或不曉得我們未必會裹石膏、纏繃帶，光從外表看不見我們體內可能仍存在突變細胞蠢蠢欲動，等著再次突襲宿主的身體，就算完成治療，慢性病症與副作用也未必會消失。

安娜絲塔西亞提到，有些麻煩竟來自於**頭髮沒掉**。她發現自己不斷向人解釋癌症還在，每兩天還是要吃一次化療藥，就和其他沒頭髮的病人一樣。

不知道癌症算是慢性病，若是陌生人或不在生活圈裡的人就算了，他們理所當然只從外表判斷，我們也能理解；但若是親朋好友，明明目睹「偽正常」（頭髮生長、體重恢復）背後的血淚，仍脫口而出「既然你回歸正常了……」，實在讓我們心如刀割。

我們要的不是同情，是理解：不會再回歸正常了。大多數癌友所稱的「新常態」意指現狀，以及如何衡量繼續生活的能力，不能以現狀去比較罹癌前的生活；意會到可能再也無法回到那種常態，彷彿萬箭穿心，有時悲傷更會排山倒海而來。無論是生理、心理、情緒、精神，都曾動盪起伏，以前的自己再不復存。就算可依據以前那個自己來做點什麼，花點時間回味、甚至欣羨過去，事實是：**再也回不去了**。身為病人的我們必須認清與接受現狀，否則會瘋掉的。

不過，新常態未必負面。每個和我聊過的癌友都有一點教我驚訝，也印象深刻：至少就某一層面來說，比起罹癌前的生活，大家更欣賞現在的新常態。

沒人喜歡罹癌以及隨之而來的抗戰，但我們自身的變化、內心深層的自己，卻因而受到發掘、理解，而且在許多方面，都讓我們很感激。有些癌友甚至會為沒機會獲此體悟的人感到難過，因為伴隨慢性病與末期病症而來的，正是重新看待人生的契機。

當然一定有人罹癌後，成天鬱鬱寡歡，怨天尤人到無可救藥的地步，或就真的是脾氣暴躁；這樣倒也沒關係，只是我自己可沒那種精力。我精力就那麼多，自認為只剩下一把（試想雙掌掬成碗狀盛水），才不想拿來厭世、抱怨個不停，白白揮霍如此寶貴的資源。這段旅程，我四周都縈繞著正面樂觀，包括來自病友的愛和光明，以及他們在旅途上找到且分享的良善。

無論是否珍視新生活，我們每個人都承受過負面悲觀的時刻，但也可自主選擇要墮入黑暗、還是沐浴光明。誠如「吸引力法則」所述，**著重於正面思考，人生就會充滿正面經驗；著重於負面思考，人生就會充斥負面經驗**。而我選擇發揚正面能量，傳達樂觀字句，進一步吸引同樣正面樂觀的陪伴者。假使陽光普照，你也很難滯留在陰鬱悽慘的國度。

大部分癌友的感受再也不同於以往，部分癌友的外表則不再相同。疲憊通常持續占據身心，流失的體力再也無法復原，藥物如炮火持續轟炸，心情、體格、思維已變質，抗戰後留下傷疤、變形，植入物進駐身體部位。我們再也回不去以前那種「常態」。

總之，別再期待病人「回歸正常」……當然也絕對不要對病人說這句話。

「治癒」兩字有如髒字

確診癌症，「治癒」可能是遙不可及的目標，

恐懼永遠不會遠去。

論及緩解（remission），此番見解深中肯綮：「請謹慎樂觀理解這個詞的意涵，切勿一廂情願，認為緩解代表病症神奇消失。」出自雅各（Steve Jacob），他是貝勒史考特與懷特健康照護體系（Baylor Scott & White Health）的行銷公關顧問。

雅各指出，**治癒**（cure）一詞常曲解為「緩解」，反之，「緩解」也常遭誤以為是「治癒」，可惜，兩詞不得混用，誤解或誤用都可能招致不良後果。

緩解基本上區別為部分緩解或完全緩解，嚴格來說，緩解代表目前並未出現活躍性疾病證據。

治癒則代表癌症不會捲土重來，但這說法誇大不實，因為癌症必有機會復發。一旦罹癌，「治癒」僅適用於臨死之人，代表不必再受癌症之苦，因此，大多數人聽到這詞只覺空泛，不切實際。

身為得知無治癒解方的病人，緩解這詞恍如天堂開啟大門，天使吟吟歌唱，沒比這更美好的事兒了；治癒則感覺是遙不可及、無法想像的白日夢。無論緩解已多久，檢查時仍會憋住呼吸，腦中浮現疑問句：「復發了嗎？」

以前我還不熟悉癌症用語，誤以為緩解與治癒兩詞可通用，現在知道僅能期待緩解，治癒僅能是美夢了。許多癌友反反覆覆進入緩解期，有些癌友緩解不只一次，而每次都得應付親朋好友的疑問：「不是已經治癒了嗎？」

或許這種混淆局面，病人也要擔起責任，改而使用較為精確的詞，例如「無疾病證據」、「無活躍性疾病證據」、「癌細胞休眠」，以正視聽。如果對方不是病人，無法了解「治癒」一詞的尖刺，也無可厚非。

笑看罹癌這回事

無論癌友病況多嚴重迫切，以幽默應對都是健康之選。失能，甚至死亡，正是發揮幽默感的契機。

「幽默確實舉足輕重，不過如果僅以幽默應對，損失可大了。」此話出自我那有「冷面笑匠」之稱的朋友，他的黑色幽默感細膩幽微。聽到他這心得，也挺詼諧逗趣。此言倒無誤——面對疾病，幽默縱然不可或缺，但不能總是以糖衣包覆。

話雖如此，我癌友圈許多好友都有某種黑色幽默感，似乎都能發掘譏諷之處，既可怖又有趣，彼此通常是唯一抓得到笑點的聽眾，但一般人，包括我老公，都覺得好病態。「我好喜歡看大家聽到我切除三個乳房後的表情。」蘇珊經歷一次雙乳切除、一次重建手術（這次手術還包括移除其中一個重建後的乳房），反應機靈的她喜歡趁勢拋出這個餌，讓對方咀嚼；我和她第一次碰面時也上鉤了。

蘇珊乳房切除後，也顯然擁有在恢復室歌唱的天賦。手術醒來後，竟吟唱著《綠野仙蹤》改編後的歌詞：「叮咚，癌症走了。」*

我們癌友圈也很愛玩「快死了」這個哏，例如，「你知道我時日不多了！」或是「你也知道，我明天可能就掛了……沒騙人。」——話的另一端懸著尷尬的靜默。

服用的藥物也列入哏，必改稱為「嗑藥」。「我罹癌前從沒嗑過藥。」「誰管大麻合不合法，要拿我怎麼辦，抓我坐牢嗎？我都要死了！」已得了癌症也是笑點：「畢竟，還會發生更慘的事嗎？得癌症？」

我和小兒子如果一段時間沒聯絡，都會用同樣的字句當對話開場——既然現在我得了癌症末期，傳訊的開頭就變成：「你死了沒？」我則回傳：「還沒！」

＊譯注：此句英文為「Ding dong, the cancer's gone」，改編自《綠野仙蹤》（*The Wizard of Oz*）主題曲〈叮咚！巫婆死了！〉（Ding-Dong! the Witch Is Dead）的歌詞。

兩人這玩笑實在搔到癢處，但別人只覺頗觸霉頭。

開心果麥可提到，切除睪丸後，到酒吧反而多了個表演項目：大秀人工睪丸。他會先問酒吧裡的大家想不想看，再等著看反應。（人工睪丸是植入體內，他當然沒辦法真的暴露出來，只是想知道多少人想看！）

癌友常拿身體開玩笑，我則是拿「掉髮」當哏。印象中沒看過誰真的仔細說明掉髮過程，原本以為會是一次掉光，轉瞬間就成了光頭，如連環漫畫中的樹那般，一抖就落下全部葉子。結果發現根本不是這回事，比較像鳥兒換毛——鳥羽一次脫落一些，或成團，或成撮，蓬鬆散亂，鳥兒成了惹人憐惜的小傢伙，再也稱不上英姿煥發的飛行器。我頭上的毛開始一團團掉落的時候，景況實在滑稽。喬迪當時不在家，出城去了，我打電話請小兒子來幫我剃頭，但剃頭前，我倆先捧腹大笑一陣，因為我真的一根根拔起，結果東禿一片，西禿一片。

雖然這次頭髮做足娛樂效果，**真正的**娛樂大新聞是另外一條（經老公認證，他每次聽每次笑，但我這麼口無遮攔，他大概有點想鑽地洞）：我的「私處」也開始一波波掉毛潮。誰知道為什麼只走了右邊的毛，怪模怪樣了兩個星期，左邊的毛才依依不捨告別。

開始掉毛時，我和好姊妹吃午餐時講述這事，大家笑得東倒西歪，前仰後合。兩星期後我和同一群人吃飯報告，說左右兩邊終於一樣光溜溜了，那時笑到眼淚快噴發的麗莎才吐露，她等不及跟老公麥克說總算掉光了。我整個嚇傻，這種事怎麼會跟她老公說啦，結果唐嫣小聲說，她也告訴老公了，大家又開始笑得花枝亂顫，覺得太荒謬了啦。

小潘也說了有關她乳癌的笑話。她雙乳切除，決定不做重建，直接買義乳塞進胸罩。手術後，身為游泳健將的她，迫不及待到家附近的泳池大展身手。由於泳衣沒有塞義乳的內袋，就買來材料自己縫，還挺滿意自己的大作。泳池開放那天，她和兒孫一起去，穿上泳衣，確保義乳穩穩當當。滿心期待，終於又能享受水的擁抱了。

她以仰姿漂浮，望向清澈明朗的藍天，春風滿面；回到站姿後，卻發現泳池淨是笑著看她的人。殊不知，義乳早已從泳裝V領破袋而出，也在水面恣意漂浮。她邊說這段插曲，邊笑道：「義乳，有誰需要？」

別延宕畢生的心願

別害怕死亡，
該害怕的，是只活了一半的人生。

——美國衝浪手，漢米爾頓（Laird Hamilton）

我沒有人生必做的心願清單，至少，罹癌後還沒寫。我確實是有想造訪的地方、想實踐的事項，但就是地方和事項，沒有非做不可的熱情。

我的人生已經很圓滿，可以四處旅行，親炙這些壯闊斑斕，親歷那些不同凡響，深愛著許多人，也享有許多人的愛，一路伴著孩子長大、又看見他們奮發有為，也重新與天主牽起聯繫。多美好的人生，我每天都感恩。

罹癌後的我一路跌撞，也走到了讓人詢問還有什麼心願未了的階段，這才領悟到，原來我的心願早就都實現了；畢竟除了治療，一滴精力都不剩。坐飛機環遊世界、登上百岳山巔、在大堡礁潛水，能做夢的日子早就逝去，至少要等到我康復吧；**如果真能**康復的話。就我的觀點來看，這些心願應該是在健康的時候實現，不是等到罹癌之後。

人活到傳統上必須列出死前心願的時候，通常戰力可能已瀕臨用盡，憂懼交纏，遍體鱗傷，倒數的時日盤踞心頭，列清單反而未必是首要任務——好好把握與親朋好友相聚的日子，才是首要任務。心願清單可能為時已晚，只是化作長長一串較類似「我希望以前……」以及「現在我已經沒辦法……」的說法。

心願清單不該是最後的掙扎，不該出現在已至生命尾聲、而得傾注殘存之力才能達成的時候，也不該是一閃即逝的念頭，因為來日不多才懊悔未竟之事。心願清單應該是持續有意識的努力，步步往前邁進，實踐時真切感受到幸福圓滿。

我在積極接受治療的期間，來往於門診與治療，根本沒時間或精力思忖還有哪些心願未了。

但我罹癌前，確實列了一堆想做的事情，有一些「未竟」的目標，或許可視為「軟性」的心願清單。想當然耳，並未填上什麼改變世界的冒險旅程。我的心願包括學跳舞（尤其華爾滋和騷沙舞）、重學騎馬、泛舟、當志工幫助別人、飛蠅釣、彈吉他。彼時的我青春健康，活力十足，無論心願大小、異想天開還是認真對待，都劍及履及，一項項實踐後打勾劃掉。

我後來真的學了華爾滋、騷沙舞，有段時間學了肚皮舞，儘管滿心喜愛舞衣樣式及曼妙風情，很可惜，真的不適合；重新學了騎馬，一個夏天都在泛舟，拖起了吉他但僅止於此，每星期回去當志工，心靈飽嘗了幸福。完成這些心願，我已很感恩，覺得踏實。

癌友聽到「你還有哪些心願未了？」可能會覺得難受；聽在生命受威脅的病人耳裡，想必這提問人一定覺得自己死期不遠矣。光是列出心願清單，可能也給自己施加超大壓力，以為心願應該要很崇高，才顯其價值。一般人應該很好奇末期病人對心願清單的看法，我大膽在癌友圈裡發問，收到林林總總的答案。

妮可挺喜歡思考還有哪些心願，可以帶領她漂離真實人生、奔往綺麗的夢想，儘管因為年齡、財務、時間、生理條件等限制，她知道許多心願都不會實現，但幻想勾勒的希望無限，樂趣無窮。

馬克最近劃掉一條非做不可的心願：科羅拉多河上泛舟。清單上還有四條，包括登上祕魯的馬丘比丘，腦瘤可能也阻遏不了他的雄心壯志。

泰勒想挖掘恐龍骨，安娜絲塔西亞則是已將試鏡《美國達人秀》從清單上劃掉。

小潘沒打算列出，因為自認已夠幸運，現在最想實踐的，是偕同家人重返最愛的地方，創造嶄新回憶。

丹尼絲和小潘的思維差不多，現在專心努力鞏固人際關係，與她喜愛的人多點時間共處，確定對方知道自己在她心中的位置。

行。

潔西卡也只想和親朋好友共度時光，陪伴孫兒長大，與重要的另一半四處旅

罹患胰臟癌第四期的克萊兒，可是戰勝「一百多顆腫瘤」的勇士。這問題讓她賞了個白眼，不以為然：「如果有人問，我真的會不爽！」接著解釋沒列出心願的原因：「第一，我可沒時間分給照顧自己以外的事，第二，也沒精力分給照顧自己以外的事。」

心願清單應該是提升動力的絕佳利器，可促使你滾下沙發，踏進世界，鼓勵你學習新語言，嘗試新食物，探索新國家，活出精采圓滿的人生。但得趁健康有能力的時候條列，也該反映你的成長歷程，成為值得回顧的經典事蹟。所以必須思慮周密，並因應情境變化，隨時修正。

就別等到罹癌了！花點時間寫下你的渴望、夢想、遙不可及的幻想，想看什麼、想做什麼、想試什麼、想達成什麼——然後選擇一項起身實踐，完成後就痛快劃掉，再挑選另一項去做。

如果你夠幸運，能完成全部事項，就再另立一張心願清單吧，沒時間浪費了。

反思人生目標

癌症或任何危及生命的疾病，會改變人生常態與重要目標，但不會改變人的本質，只會帶人抵達新境界。

我靜下來思忖罹癌前後的自己，發現差異十分驚人。如今適逢罹癌兩週年，過去的那個我，幾乎已辨認不出。

我以前愛好跳舞，夏天酷愛戶外活動，騎馬、泛舟、健行、旅遊，體態勻稱，健康結實，生龍活虎。閒暇時，到心之所嚮的地方貢獻己力，多年來，每星期到遊民收容所備料煮飯，到母親反酒駕組織（Mothers Against Drunk Driving）引導小組成員抒發情緒，到臨終關懷中心，手握著臨終之人，也到兒子的學校敘說故事，沉浸於社區大小事，孜孜不倦，燃燒生命，忙碌而充實。

從癌症末期病人的角度來看，現在我又再次回到健康狀態，頭髮長滿了，體重增加了，氣色紅潤了，但，仍是體力缺缺，稱不上強健，鮮少跳舞——我很想跳舞也希望能跳舞（其實是痴心妄想），但現在只能在客廳稍稍律動就很好了。健康可能不堪一擊，若置身一大群人之中，有肢體接觸，其實可能危險至極。我有段時間為「嗜中性白血球低下症」，意指對抗感染的白血球數大幅減少，而且毫無警訊或症狀，等於我在外趴趴走的時候，體內很少白血球。

白血球低下，代表很容易得流感或一般感冒，吃自助餐、碰觸門把，都很容易受到細菌侵襲；老實說，一般人也不免受病菌侵襲，只是這些病菌對於免疫力低下的人尤其致命，連一般感冒有時候也會造成不堪設想的後果。

史帝夫與食道癌奮鬥數年，終於進入食道癌緩解期，不巧，卻感染了大腸桿菌，很可能是與妻子度假時，上餐館感染；由於免疫系統不全，感染後再也無法恢復，還可能會前功盡棄，輸給食物中毒。也有其他癌友在緩解期，得了一般感冒，數星期後就撒手人寰，也是因為免疫系統低下，摧毀不了對他們來說特別致命的病毒。

健康有起色之後，我努力將過去一片片拾起，拼成相似的我，變得更有行動力，大致恢復了身形線條。不過，嗜好已經退位，更重視的是人際關係，而且雖然仍想投入社區活動，施予付出，如今只能改以幕後形式參與，畢竟無法掌控先前那些志工活動的環境狀況。和陌生人的接觸，必須替換成更安全的形式，以上網打字代替面對面說話。

人生的今昔差異，又再次反映了某種癌症轉移，重要程度曾經勝過人際關係的事物與嗜好，已不再具有優勢。我正在學習安然接受不如以往的體態、社交活動，以便投注時間與精力，維持如今最珍視的人際關係。

蘇珊在日記裡，描摹了這種癌症轉移，情感真摯飽滿：

這段旅程，我獲益匪淺。我已經必須學著接受，自己的身體不一定實踐內

心想做的事，也正學著接納手術與治療遺留的傷疤，與這些傷疤所造就的變化共處。人生旅程持續，我終究無法選擇外表看起來如何，但可以選擇感受起來如何。

第四部

生命短暫，人人皆然

無論時間剩下多久，請好好選擇如何度過餘生。

喜獲幸運之神眷顧：有時間整頓人生要事！

癌症給了赤裸裸的提醒：生命短暫。
學習活在當下，可能包括採取行動「清理路障」，以完成未竟之事。

真要說確知罹患末期病症的好，就是（理論上）可趁還在世的時候，趕緊和覺得需要說上話的人聯絡。

我罹癌後，並未立刻開始聯絡老早斷了音訊的朋友，是在已治療八個月、完成試驗藥物計畫後、要住院化療前，才開始聯絡。

我確診那時，才和喬迪結婚一年多，之前單身了許久，遇見幾個好男人，顯然後來都沒順利交往下去。但他們真的都很優秀，其中三位風度翩翩，儘管沒繼續來往，我內心還是為他們留了位置。聯絡他們，真心只有一件事想說：我很尊敬他們，很幸運能共度那段時光——基本上就是，我愛他們。

大家聽到這件事都困惑不已，好似我踰矩了，已婚女性不得對其他男人（其中兩位也已婚）表達愛意。多可惜啊，表白竟會遭誤解成有什麼情慾或想要性關係，事實就不是這樣啊。

這些男人，我愛他們的為人，愛他們對待我的方式，他們很特別，但並非因為是男性，而是因為值得知道我對他們的尊敬。我誠懇表達了心聲，三人都很驚喜我回頭聯絡，也很感謝我告訴他們。這些重啟的對話，為彼此注入嶄新生命力。多少人能有如此榮幸，分手很久以後，還能聽到對方說，自己在他們心中還是很美好？我很樂意聽到！

於是乎，我鼓勵大家展開這類對話；或許聽到別人說，自己對他們而言曾如此重要，人生也會因此更加美好。

我也重新和一些女生朋友聯絡上，三言兩語讓她們知道自己在我心目中的重要，雖然沒持續聯絡，但曾是我人生中的耀眼光芒。女生朋友也同樣驚喜，感謝我勻出時間傳達心意。

離世之前好好整頓人生要事的想法，幾乎每次都讓我暗自發笑，真希望還沒罹癌之前，老早就有這種智慧！

有許多事情我可不想留待家人處理：就大方老實說了，有些物品，我不想讓任何人「找到」。我才不是神神祕祕的那種女人，但一些物品就是只留給自己，例如，我還沒嫁給喬迪之前的舊照，儘管看似無害，我不在後，喬迪看到可能也會傷心，大概想著這些照片為何如此特別，和他結婚之後還懸掛我心。要是角色對調，我應該也會這樣想，所以會確保別讓他找到。

另外，我也著手處理了身後事。遺囑寫好了，各種法律文件打包好了，正在將銀行帳戶及財產登記在其他人名下（不只登記在我名下）。大抵而言，我是在做罹癌前早該打理妥當的要事。我猜以前是覺得自己不會死，或是至少還可以活好幾十年，以後再去辦理就好。我的以後就是現在了。整頓好人生要事，竟然這麼舒心呀！

生前告別式

我希望在仍能真實呼吸的時候，慶祝自己活著。

整頓人生要事的其中一件，就是安排身後事。有些人似乎感覺忌諱或毛毛的，但人終有一死，若能按照自己的意思走，不是比較好嗎？雷伊生前和我聊天時，我才意識到該好好規劃。

雷伊和我在飛往德州大學安德森癌症中心的班機上認識，當時兩人都企盼這座醫療聖地能拯救我們。目前，治療在我身上奏效了，但雷伊沒有。

雷伊體型魁梧，一九六公分高，傲視我的一五五公分。但他孱弱的身子看得出百經蹂躪，雙眼凹陷，寸步難行，每次動作，臉部都因疼痛而扭曲。不過，他卻閃耀著生命的火花，旁人都感受得到，立刻就會和他交上好友。

雷伊辭世前數天，我很榮幸在醫院病榻前，和他相處了六十秒，聽到他順口吐出一句：「我的告別式想播〈我只能想像〉和〈再見了，我的朋友〉。」*他還說一直不太懂《聖詠集》的內容。我會心一笑。

「那些寓言，」他問道：「到底是什麼意思？」

我回答：「我也不確定。」

這段對話實在是天外飛來一筆，但顯然他一直琢磨些什麼，感覺有必要說出來。我眼睜睜看著他連月來逐漸消瘦，這才領悟，人愈接近死亡，就愈少時間可以說話輕率瑣碎。我離開雷伊的病房，走下樓時，轉頭告訴他妻子，該在告別式播放什麼歌曲。

她困惑：「怎麼知道的？你才進去一分鐘。」

雷伊告別式上，就播了這兩首歌。他的告別式結束後，我遂決定舉辦生前告別式。喬迪覺得我頭殼壞去，三個兒子則表示理解。我努力說服喬迪：你想想，大家來我的告別式，然後說，**哇，她人真的很好，可惜我二十年沒看到她了。**一想到會這樣，就感覺是種侮辱，那為什麼你會覺得不妥呢?!

我認同告別式這種歌頌、紀念的概念，但習俗上稍微搞錯重點了吧。我本人也想在場啊，想看數十載不見的老友，無論是高中同學、不同城市遇見的朋友，還是現在認識的人都好，為什麼**活著**的我，要給排除在外？

告別式將端上我所有最愛：傳統火雞大餐，搭上各種配料，尤其是像從環狀中空模具拿出來的蔓越莓醬；高堆成山的巧克力、新鮮水果、淋上各式糖霜的蛋糕，播放的歌曲包括具紀念意義的藍調、迪斯可、鄉村、基督宗教音樂等。

小兒子認為應該納入〈上天必定遺忘了一位天使〉★這首歌，可不是由於他眼

＊譯注：〈我只能想像〉即 I Can Only Imagine，由美國樂團 Mercyme 演唱；二〇一八年亦推出同名電影，臺灣片名為《夢想心樂章》，即根據此首歌的背景故事改編。〈再見了，我的朋友〉即 Goodbye My Friend，由美國歌手朗絲黛（Linda Ronstadt）演唱。

★譯注：即 Heaven Must be Missing an Angel，由美國樂團 Tavares 演唱。

中的老媽是天使，而是這首歌出自《霹靂嬌娃》*的原聲帶，我播了又播，伴隨著兒子長大。而且等到「你的吻，充盈著溫柔」（Your kiss, filled with tenderness）這句歌詞出來，大家要同時親吻自己的手，再傳送飛吻出去，時間要抓得剛剛好。這樣鐵定惹得大家眉開眼笑，好似方才聽到世界上最滑稽的笑話。如此創造美好的回憶，才是我理想的告別式。

此外，我也和雷伊一樣想播〈我只能想像〉。我信仰相當虔誠，本身也對這首歌共鳴很深，有句歌詞提到是否會為耶穌跳舞（Will I dance for you Jesus），我的答案是：「我會跳！」

告別式還要開放大家表演單口喜劇，我們幫爸爸就是這樣辦。想當然耳，爸爸有些老友講了傷感的故事，搞得大家一把鼻涕一把淚，但有些故事也引起哄堂大笑。

爸爸一位換帖兄弟把故事說得活靈活現。「有次，佛列德跟我打賭，賭他敢不敢騎雪地摩托車，騎過那片應該已結成冰的湖，如果他騎過去，我請吃晚餐，如果他騎不過去，換他請吃晚餐。我讓他坐在雪橇上，水高至他的膝蓋，我才拿出相機幫他拍照。後來，是佛列德請客。」我也想聽朋友談起這類有趣回憶，一起又哭又笑，表達我對他們的愛，希望能在安息前多多互動，讓他們了解我並不害怕死亡，也讓每位朋友明瞭，有他們出現在我的生命中，我有多麼珍惜。

這計畫唯一的障礙是何時舉辦。喬迪已接受我生前告別式的構想，還揶揄我：「對啦，成效一定會很棒，告別式辦完，會再多活五年！」然後一起大笑。有這問題，也太幸福了吧。

我也和「確診」的朋友講述生前告別式的構想，大獲好評，大家的共識是寧願趁活著的時候碰面，共襄盛舉。別逃避我們，也別逃避將臨至的死亡，我們希望你能共同慶祝生命。

＊譯注：《霹靂嬌娃》（*Charlie's Angels*）最初為電視劇，於一九七六年播放，二〇〇〇年以後，推出一系列電影。

不害怕死亡

你要和瀕死的女孩說什麼？什麼都好。

我的老闆道格有點心直口快，不是莽撞無禮的那種，就是直言不諱。我倆同在一間只有一男（和一女）的法律事務所共事多年，相處時的火花變得挺有意思。他想到什麼就說，而我聽聽就算了，老實說，我也想到什麼就說，他也聽聽就算了：是互依共生的關係。

我第一次對道格提到罹癌，他深吸一口氣，往後靠到椅背，手輕碰了額頭，再輕點胸口、兩肩，像劃十字聖號那樣，接著說：「呼！聽到你罹癌很遺憾，也很高興不是我！」之後上半身前傾，就事論事詢問：「你怕死嗎？」我回說，還不知道，因為還沒有時間思考怕不怕死。

兩人相視大笑，這回答真妙。道格的妻子一聽到消息，並不關心丈夫的幽默感，倒是顧慮起我的感受。我很感謝她替我憂慮，不過我比較喜歡道格那樣爽朗的反應。雖不想承認，但我們的內心深處都有這麼一塊地方：別人罹癌，當然為他們感到難過，但罹癌的不是自己，實在鬆了一口氣。只是這次，逃不過魔掌的是我。

自然而然的，是過了一段時間，我才真正意識到自己罹癌了；等真正意識到，死亡的陰影便久久盤繞了。我知道自己的靈修生活已有秩序，但還是驚懼不已。有人可能會說是因為我的信念不夠強大，我反駁：是因為我的自由意志過於強大。我得學著心悅誠服，這事已成定局，勝負已定；我得甘願接受，知曉病魔終會獲勝。這些與信仰無關，這場仗本來就會打完，但並不是因為我放棄了或不夠努力，而是時間到了，我的命運如是。

我平心靜氣，無論外顯的情緒狀態可能為何。這種平靜，發自內心。帳單沒付，心跳不再加速；工作上出錯，掌心不再出汗；收到超速罰單，活該！長遠而言，這些事都無足掛齒。我得了癌症，還是末期，無論人生塡滿了多少人事物，無論如何殫精竭慮，該來的終究會來。釋懷捎來泰然，反而得以正面歡喜的力量繼續奮戰。我總有一天會輸；沒關係，現實就是人終有一死，所有生命皆有限。

別人聽到我的病沒藥醫，必定局促彆扭，會安慰我說，任何事都有可能，我或許就是那個萬中選一的幸運兒；或是拚了老命提醒我：「一定會有奇蹟發生的！」我不認為死亡將至，覺得還有好幾年可活，但我也實事求是，並不是活在美妙童話之中。能活多久，我不曉得——沒人會曉得。但現在我的生活，已不存在那種無謂荒謬的愁慮。

如果你心愛或在乎的人得了癌症，務必聯絡他們，找出你覺得最好的方式協助他們，務必讓他們知道你的感受——實心實意，發自肺腑，表達你的情緒、心思，以及他們對你人生的意義。如此，很可能出乎意料的，為彼此帶來喜樂安寧。

請別畏懼踏出舒適圈，你會很開心嘗試過了。以上是我清理人生路障的方式，謹供你參考，趁你還可以的時候。生命短暫，人人皆然。

誌謝

謹在此感謝最初接洽的編輯雷格娜（Jennifer Regner）、Aloha 出版社的楊（Maryanna Young），沿途大力協助，付梓之夢才得以成真。

由衷感謝 Mascot 出版社的凱婷（Kate）、妮娜（Nina）、安德魯（Andrew）信任我，快速通過這份出版計畫，又不遺餘力投入，展現真正的專業風範。

謝謝替我文飾的沃爾許（Lorna Partington Walsh）——哇喔，你的妙筆生花，真的畫龍點睛！

願意敞開心胸與我暢談癌症的大家，我要再次致上謝意；謝意綿延不盡。

才華橫溢的藝術家泰勒（Chris Taylor），是好友也是戰友，感謝協助描繪英文版封面的人物群像。答應描繪肖像的各位，感謝願意讓我與世人分享你們的面容。

謝謝親朋好友與我同行，特別謝謝摯友蜜雪兒（Michelle）天天與我一起激盪、滋養本書，承接我寫書時的酸甜苦辣，忍受我常掛嘴邊的那句「快寫完了」。哪知道「成書之路」原來荊棘滿布？

謝謝麗莎（Lisa）和桃樂絲（Dorothy）撥冗閱讀初稿，將心得據實以告，助我繼續推進。我寫下的任何隻字片語，愛瑟兒（Ethel）更是逐字逐句閱讀——愛死你了！露西*。

誠摯感謝史詩體驗營，不管是這個組織還是成員，都切切實實協助我活出癌症之外的精采。

我對丈夫喬迪的感激永無止境，儘管我有時搞得一團糟，他還是堅定不移，伴我度過癌症。

感謝三個兒子及其伴侶，「我愛你們愛到天涯海角」。

感恩我的母親，教導我所有人生課題。

最後，感謝所有陪我步行癌症之路的你們不吝鼓勵，敦促我為可能遭受癌症折磨的朋友記錄想法。我愛你們！

＊譯注：作者與好朋友分別以美國影集《我愛露西》（I Love Lucy）劇中角色 Lucy 與 Ethel 互稱。影集於一九五一年至一九五七年播放，之後另播放修改版。

附錄一 癌症術語

確診罹癌後，一籮筐的醫學、生物學、解剖學的術語可能會讓你感到暈頭轉向，茫無頭緒。這份癌症術語表，羅列了你可能聽聞的詞彙（依英文字母排序）。

良性（benign）

並未癌化的腫瘤，通常不會侵襲鄰近組織，也通常不會擴散至身體其他部位。

組織切片（biopsy）

取出少量組織，放在顯微鏡下檢查。其他檢驗雖然也可顯示是否罹患癌症，但唯有組織切片，才能提供確切診斷。

骨髓（bone marrow）

一種柔軟海綿狀的組織，位在大骨骼中心，血球細胞在此形成。

骨髓穿刺及切片（bone marrow aspiration and biopsy）

執行骨髓穿刺或切片時，醫師或護理師使用細針抽取微量骨髓液，通常是由髖骨、胸骨後方部位進入。之後，再取出一小塊骨髓組織，做病理切片檢查。

骨髓移植（bone marrow transplant）

以志願捐贈者的健康骨髓，取代病人的異常骨髓，以重建骨髓造血功能。

癌症（cancer）

一種包含上百種類型的疾病，源自身體任一處，特徵是細胞異常增生，且會侵襲鄰近組織。

癌因性疲憊（cancer-related fatigue, CRF）

幾乎所有癌症病人都有自覺的症狀，是罹癌時與治療後最常見、也最難捱的副作用。癌因性疲憊通常比起一般的疲倦感更強烈、更嚴重、更難忍受。健康人可透過休息恢復體力，但癌因性疲憊比較無法單靠休息而緩解。

罹癌週年（cancer-versary）

確診罹癌的重要紀念日。有些人認為是從確診當天算起，有些人認為是從緩解的那天算起。

癌（carcinoma）

從上皮細胞（皮膚或腸胃道）或是體內器官外側組織衍生出來的惡性腫瘤。

化學治療（chemotherapy）

簡稱「化療」。癌症治療方式之一，利用化學藥劑治療疾病，尤其意指施用一種或多種細胞毒性藥物，來破壞或抑制惡性腫瘤細胞。

慢性（chronic）

疾病或症狀長時間持續，通常進程緩慢。

慢性骨髓性白血病（chronic myelogenous leukemia, CML）

特徵為顆粒性白血球異常增生，未喪失分化能力。占成人白血病的兩成。

臨床試驗（clinical trial）

研究並測試新式療法及（或）預防措施，以確認是否安全、有效或優於現行標準照護方式（即已知的最佳治療方式）。

電腦斷層掃描（computed tomography scan）

用來檢查身體各部位狀況的攝影術，簡稱CT掃描或CAT掃描。電腦斷層掃描利用X光及電腦重組顯像技術，建構體內器官、骨骼、組織等影像，比一般X光顯示更多細節。

治癒（cure）

完全恢復健康。有時候用來表示接受治療後，癌症至少五年內都未復發。不過，「治癒」這概念很難應用在癌症上，因為儘管治療已結束，有些偵測不到的癌細胞仍可能留存體內，一段時間後才出現，此時稱為「復發」。復發時間不一定，經過五年，仍可能復發。

細針穿刺（fine needle aspiration, FNA）

一種組織穿刺程序。細針插入異常組織或體液，採得檢體後，送交病理化驗。

免疫抑制劑（immunosuppressant）

用於抑制或預防免疫系統活動的藥物、製劑，包括抗排斥藥物。

免疫療法（immunotherapy）

利用人體本身具有的成分或人造材料，刺激或加強人體自身的防禦機制，來改善、鎖定或恢復免疫系統功能，以對抗癌細胞。部分免疫療法亦稱為生物療法。

原位癌（in situ）

癌細胞還留在原位，尚未擴散至鄰近組織。亦稱為非侵襲性癌症。

整合醫療（integrative medicine）

結合癌症正規療法及輔助療法，協助應付癌症症狀及副作用。

侵襲性癌症（invasive cancer）

癌細胞已從原發部位的組織外層擴散出去，有可能擴散至其他組織或身體部位。亦稱為浸潤性癌症。

白血病（leukemia）

發生於血液的癌症。正常的白血球細胞發生病變，不受控制，產出過多的不正常細胞。

淋巴系統（lymphatic system）

由淋巴、淋巴管、淋巴結、淋巴組織與淋巴器官形成的網絡，負責調節體液，產生免疫反應。癌細胞亦會透過淋巴系統，擴散至身體其他部位。

淋巴瘤（lymphoma）

發生於淋巴系統的癌症。源自淋巴系統的細胞發生病變，分化成不可控制的突變細胞，有時候會形成腫瘤。

惡性（malignant）

已癌化的腫瘤，可能會侵襲鄰近的健康組織或擴散到身體其他部位。

被套細胞型淋巴瘤（mantle cell lymphoma, MCL）

非何杰金氏淋巴瘤其中一種罕見的類型，屬於血癌，會影響白血球，亦可能擴散至身體其他器官。美國非何杰金氏淋巴瘤成年病人中，約有百分之六為被套細胞型淋巴瘤。

腫塊（mass）

身上的塊狀物。

轉移（metastasis）

癌細胞從原發部位擴散至身體其他部位，可能經由血液或淋巴系統，轉移至淋巴結、腦部、肺部、骨骼、肝臟或其他器官。

嗜中性白血球（neutrophil）**與嗜中性白血球低下症**（neutropenia）

嗜中性白血球簡稱「嗜中性球」，位於免疫系統內，由骨髓生成，若細菌及其他微生物入侵身體，嗜中性白血球會起而攻擊。若其數值特別低，即為嗜中性白血球低下症。

新的生日（new birthday）

幹細胞移植那天，病友稱為「新」的生日。

無疾病證據（no evidence of disease, NED）

經檢驗未發現疾病徵象。

無活躍性疾病證據（no evidence of active disease, NEAD）

經檢驗未發現疾病徵象。

非何杰金氏淋巴瘤（non-Hodgkin lymphoma, NHL）

源自淋巴系統的癌症，可依發病部位，分為淋巴腺淋巴瘤（發生於頸部、腋下、鼠蹊的淋巴腺）與淋巴腺外淋巴瘤（發生於脾臟、腸胃道、肺、肝等部位）。

腫瘤科醫師（oncologist）

專門治療癌症病人的醫師。腫瘤科主要可細分為五大科：內科、外科、婦科、小兒科、放射科。

緩和療護（palliative care）
著重於減輕病人症狀或治療副作用的治療方式，目的在於改善生活品質、支持病人及其家屬。亦稱為支持性照護。

息肉（polyp）
組織不正常增生，通常由器官內壁突出，例如由結腸長出的息肉。

癌前（precancerous, premalignant）
可能癌化的細胞。

原發癌（primary cancer）
發生癌變的器官本身產出癌細胞。

預後（prognosis）

康復機率；對疾病未來進展與結果的預測。

無惡化存活期（progression-free survival, PFS）

治療時與治療後，癌細胞並未生長或進一步擴散的時間。此詞常用於科學研究。

臨床試驗計畫書（protocol in clinical trials）

以書面載明臨床試驗執行流程的正式行動計畫，內容包含試驗目標、時程表、受試者資格、治療與試驗方案、試驗頻率、蒐集的資訊等。

正子斷層掃描（positron emission tomography scan）

全稱為正電子發射斷層攝影術，簡稱ＰＥＴ掃描，是將特別染色的放射性示蹤劑注入體內，產生身體影像。示蹤劑可經由吞嚥、吸入體內或經靜脈注射至手臂，視檢查部位而定。

周邊置入中心靜脈導管（peripherally inserted central catheter, PICC）
纖細柔軟的長條管，置入手臂、腿部或頸部的靜脈，導管的頂端則置於將血液輸送至心臟的較大靜脈。適用於長期輸注抗生素、營養液、藥物、抽血等。

植入式中心靜脈注射座（port）
置於胸腔至心臟的靜脈之中，有時連接至置於皮膚下的注射座。經由導管可輸注營養液及藥物至體內，或用來抽血做血液檢驗。

放射治療（radiation therapy）
簡稱「放療」或「電療」。利用高能量放射線破壞癌細胞，防止其生長與分化。

放射治療與手術相仿，僅影響治療部位的癌細胞。放射線可能來自機器（外部照射），或來自直接植入腫瘤內或腫瘤附近的放射性物質（內部照射）。

復發（recurrence）

經過一段未偵測到癌細胞的時間後，又發現癌細胞存在。「局部復發」意指癌細胞出現在原發部位附近。「區域復發」意指癌細胞出現在原發部位附近的淋巴結或其他組織，通常為直接擴散。「遠端復發」意指癌細胞擴散至身體其他部位，通常經由淋巴系統或血液擴散。

療法（regimen）

即治療方案、治療計畫，包括預定的治療方式、處置程序、藥物及其劑量、治療時程、治療期等。

復健訓練（rehabilitation）
協助癌友在治療期間與之後取得最佳生理、社會、精神、工作狀態的資源與服務。

緩解（remission）
癌細胞的徵象與症狀消失，但未必代表癌症已消失，可能是暫時或永久消失。

肉瘤（sarcoma）
從脂肪及肌肉等支持與連結身體的組織，所生長出的癌細胞。

繼發性癌症（secondary cancer）
原發癌經治療後，出現另一種類型的原發癌；抑或指癌細胞從原發部位擴散至身體其他部位（參見「轉移」一詞）。

標準照護（standard of care）

經專家認定或醫療指引載明的照護方式，對於特定癌症類型與階段，最為適切及（或）有效。

腫瘤（tumor）

正常細胞發生病變、且生長不受控制而形成腫塊，可能為良性（非癌化）或惡性（癌化，亦即可能擴散至身體其他部位）。亦稱為結節或腫塊。

附錄二 罹癌了，怎麼辦？

請注意：本書作者並非醫護人員，亦未接受臨床訓練。

此處建議僅出於作者自身經歷與觀點。

開始任何類型的運動計畫或改變飲食前，請先諮詢醫師。

善待自己。

這很可能是你人生中壓力最大的時候。

善用緩和療護方案。

當地診所與醫院皆提供病人這類服務，例如針灸、按摩、諮商、區域反射療法等，其中許多服務都可減免費用，有些也涵蓋家屬。保險可能也有部分給付。

移除人生中的毒素（設下界線）。

毒素包括人。你可沒本錢對抗有毒化學物質（清潔劑、殺蟲劑等），也沒有本錢消化過多的壓力。現在該好好淨化這些毒素，心思著重在自己身上。

多睡覺。

必須睡覺，充足的睡眠可以修復身體。多休息，想打瞌睡就別硬撐了，沒關係的。身體要療癒，多睡覺有其必要。而且休息過後，事情看起來正面多了。

尋求諮商。

只要是人，都需要心理協助、情緒支持或單純鼓勵，無論你之前多麼有興趣、態度多強硬、或其實無動於衷，現在都不該再固執己見，癌症診所、醫院都設有社工與心靈導師，可伸出援手。沒有人天生就知道怎麼面對癌症。謹記，許多癌症病人也需要抗焦慮與抗憂鬱藥物。沒關係的，做你該做的事，不用覺得丟臉，別不好意思，好好照顧自己。

加入支持團體。

網路上或面對面皆可。現今網路世界如此廣袤，互相連通，你一定可以在某處找到和你一樣病症的人，不需要獨自忍受孤獨，有成百上千人都和你有相同經歷，你可能需要主動出擊，仔細尋找，但一定有那群人等著你。找到他們，建立聯繫。這團體將成為你唯一可以放膽宣洩的處所，不用擔心傷及你的親朋好友。

誠實對待身邊的人。

如果大家並未以理想的方式對待你，請據實以告，這是你該做的，不要覺得你會得罪或傷到他們。大家真的想幫忙，只是可能不知道怎麼做。

公開行事曆，標示門診時間與治療進度。如此一來，親朋好友都可以看到，知道你可能何時需要協助。例如你接受治療時，他們幫忙送餐，你看診時，他們幫忙接送孩子。如果他們看得見行事曆，就更容易知道你可能需要幫忙的時機。

設立會客時間。罹癌後，體力消耗得很快。告訴大家，你只能在固定時間和他們見面。如果你覺得自己無法設下界限，就讓照顧者扮黑臉。我很怕對別人沒禮貌，但我老公知道我的難處，就會替我控制會客時間。

要吃東西，要喝水。治療期間，大部分食物吃起來都很噁心，但還是得吃，只要吃得下去，就吃吧，不用顧忌是不是垃圾食物，不用顧慮長遠來看健不健康。也得喝水，像不喝水就活不下去那樣拚命喝，因為不喝，真的活不下去。水能協助排出體內毒素。喝水！喝水！喝水！很重要，所以說三次。

治療結束後，繼續善待自己。

每個癌症病人都會面臨「創傷後壓力症候群」（post-traumatic stress disorder, PTSD），一直害怕復發。

癌因性疲憊也會襲來。

疲憊感不時來襲，無力招架，無可解釋，請認知這點，也告知家人，以後如果突然體力不支，也不會引發那麼多爭端。

保持正向樂觀。

癌症研究屢有重大突破，現在的治療藥物毒性已降低，病人壽命也延長。正向樂觀的態度不僅有益於心靈，也有益於身體。癌細胞喜歡在壓力過度、負面悲觀的環境生存，別讓它得逞了。

規律運動。

可以的話，治療期間與結束後，都請常常走路。就算躺在床上，也得逼自己動一動，抬抬手臂、雙腿，收放肌肉，任何動作都好，以促進血液循環，活絡筋骨。一旦接受治療，通常沒辦法像以前那樣運動，因此得特別注意肌肉萎縮的問題。

老話一句，善待自己。

這話需要一再重複！別對自己那麼嚴苛。感覺不舒服，沒關係的，不想動，沒關係的，覺得前途一片黯淡，沒關係的，就任陰霾罩頂吧。但之後，你得重整旗鼓，為了自己，繼續前行。

附錄三 面對罹癌親友，該怎麼辦？

為人祈禱。

不是每個人都願意接受你為他祈禱，請尊重對方的喜好，如果不知道對方信仰的宗教，可以使用中性的詞彙，例如：「愛和光明」、「正面能量」、「正面積極的想法」。

提供實質幫助。

送餐，清理房間，跑腿。

照顧者也需要幫助。照顧者也身處戰場，抵抗病魔，卻未受到注意。他們也和病人一樣，需要以溫柔、愛心、關懷來對待。

保持耐心。無論本身是否罹病、瀕臨死亡，對疾病、死亡的恐懼都確切存在，請耐心以對，現身支持彼此。

設立界線。謹記，如果有人未以適當方式提供支持，必須挺身而出，為病人設立界限。

時時注意病人大小狀況。罹癌後就算已經數年，也必須多加注意病人狀況。他們仍承受創傷，每天活在罹癌的陰影之下，持續承受後果，懼怕隨時復發。

尋求諮商。

諮商有其益處，但不見得人人適合。如果你不是病人，不認同諮商的概念，可能會感覺受傷。請敞開心胸，毫不隱瞞，與病人好好討論。

關係必定改變。

這是癌症的後遺症。這時候，很可能雙方都心慌意亂，萬念俱灰，請推心置腹，傾聽彼此。

認真對談。

矯揉造作的「鼓勵話語」留給T恤印標語就好，癌症病人需要的是認真的對話。

正面樂觀，但別太過頭。

正面樂觀很好，但如波麗安娜*那般罔顧現實、過度正面樂觀，反而會惹怒病人。最了解自身狀況的就是病人，別想用太多「好話」帶過。

病人有負面情緒沒關係。

允許病人憤怒、憂鬱、自艾自憐，出現這些情緒並沒有錯，覺察這些情緒，也有益健康，有助復原。

病人需要支持系統。

為癌症病人建立支持系統。朋友可能願意傾聽，但也許無法全盤了解病人的感

* 譯注：出自美國作家波特（Eleanor H. Porter）一九一三年的童書《波麗安娜》（*Pollyanna*）。主角波麗安娜相當樂觀，會玩「開心遊戲」度過困厄。

受或經歷。網路上這類團體比比皆是，有群組可以即時通訊，亦不乏可以面對面說話的支持團體。

協助病人尋求緩和療護方案。

診所、醫院皆提供這類服務，也可透過社工與諮商師尋找。

找到貢獻己力的方式。

如此一來，病人及其愛人可以找到使人際關係更加緊密的方式。癌症門診一定需要志工服務，在診所彈鋼琴、烤餅乾請候診區的人吃、為化療的人編織帽子，貢獻己力真的可以這麼簡單。還有，也可以替你家的狗狗申請擔任治療犬，拜訪病人，雖然過程不一定容易，但絕對值得。

癌症種類多樣。

「粉紅色」並不是癌症的唯一代表色，與病人談話時，請考量對方的病症，體貼對方。

時間到了，請放手讓我們走。

再也沒有「回歸正常」這回事。

接納病人的新常態，別老是說「以前」怎樣怎樣。

癌症必定造成重大創傷。

謹記，癌症病人可能再也不會從創傷經驗中恢復，可能再也無法像罹癌前那樣活動。

附錄四
美國的支持團體

本書作者並未為以下團體代言，也並未深究其信譽。網站位址依檢索日期而列，可能並非最新資訊。以下亦非完整列表。

♡ AIM黑色素瘤關懷協會（AIM at Melanoma）：aimatmelanoma.org
♡ 美國腦瘤協會（American Brain Tumor Association）：abta.org
♡ 美國癌症協會（American Cancer Society）：cancer.org
♡ 美國兒童癌症組織（American Childhood Cancer Organization）：acco.org
♡ 美國肺臟協會（American Lung Association）：lung.org
♡ 美國心理社會腫瘤學會（American Psychosocial Oncology Society）：apos-society.org

♡美國臨床腫瘤學會（American Society of Clinical Oncology）：asco.org

♡天使接送（Angel Flight），協助接送病人：angelflight.com

♡腫瘤社會工作學會（Association of Oncology Social Work），集結腫瘤科社工的資料庫：aosw.org

♡膀胱癌倡議支持網絡（Bladder Cancer Advocacy Network）：bcan.org

♡乳癌組織（Breastcancer.org）：breastcancer.org

♡癌症照護（Cancer*Care*）：cancercare.org

♡提供癌症相關資訊：cancer.com

♡癌症希望支持網絡（Cancer Hope Network）：cancerhopenetwork.org

♡癌症法律資源中心（Cancer Legal Resource Center）：cancerlegalresources.org

♡癌症防治基金會（Prevent Cancer Foundation）：preventcancer.org

♡照護橋梁（CaringBridge），個人可免費存取的網站，遇到健康問題時可集結親友協助：caringbridge.org

♡照護資訊通（CaringInfo），由國家安寧緩和療護組織（National Hospice and Palliative Care Organization）推出的計畫：nhpco.org/patients-and-caregivers

♡聯邦醫療保險和補助服務中心（Centers for Medicare & Medicaid Services）：cms.gov

♡ 身心醫學中心（The Center for Mind-Body Medicine）：cmbm.org
♡ 兒童癌症組織（Children's Cancer Cause）：childrenscancercause.org
♡ 好日子（Good Days），提供財務支援：mygooddays.org
♡ 臨床試驗資料庫（ClinicalTrials.gov），由國家醫學圖書館經營，提供臨床試驗轉介資訊：clinicaltrials.gov
♡ 腸癌病友聯盟（Colorectal Cancer Alliance）：ccalliance.org
♡ 醫療保險共付額補助計畫（Co-Pay Relief），由病人權益基金會（Patient Advocate Foundation）推出，提供財務支援：copays.org
♡ 企業天使聯航網絡（Corporate Angel Network），協助安排班機，提供機票費用減免：corpangelnetwork.org
♡ 新興藥品（EmergingMed），提供臨床試驗檢索資訊，可向專家諮詢：app.emergingmed.com
♡ 家庭照顧者聯盟（Family Caregiver Alliance）：www.caregiver.org
♡ 家庭聯繫（Family Reach），提供財務支援：familyreach.org
♡ 抗結腸直腸癌組織（Fight Colorectal Cancer）：fightcolorectalcancer.org
♡ 衛生資源和服務管理局（Health Resources and Services Administration），提供減免費用的照護資源：hrsa.gov

♡健康安適基金會（HealthWell Foundation），提供財務支援：healthwellfoundation.org

♡想像之友協會（Imaginary Friend Society），由兒童腦瘤基金會（Pediatric Brain Tumor Foundation）設立的計畫，旨在為兒童設計癌症衛教影片：imaginaryfriendsociety.com

♡發炎性乳癌研究基金會（Inflammatory Breast Cancer Research Foundation）：ibcresearch.org

♡跨文化癌症委員會（Intercultural Cancer Council）：agable.net

♡國際骨髓瘤基金會（International Myeloma Foundation）：myeloma.org

♡國際華氏巨球蛋白血症基金會（International Waldenstrom’s Macroglobulinemia Foundation）：iwmf.com

♡喬之家（Joe’s House），提供治療中心附近的住宿選項：joeshouse.org

♡腎臟癌協會（Kidney Cancer Association）：kidneycancer.org

♡堅強活下去（LIVESTRONG.com）：livestrong.com

♡白血病與淋巴瘤協會（Leukemia & Lymphoma Society）：lls.org

♡活出乳癌以外的人生（Living Beyond Breast Cancer）：lbbc.org

♡GO_2肺癌基金會（GO_2 Foundation for Lung Cancer）：go2foundation.org

♡肺長壽基金會（LUNGevity Foundation）：lungevity.org

♡淋巴瘤研究基金會（Lymphoma Research Foundation）：lymphoma.org

♡黑色素瘤研究基金會（Melanoma Research Foundation）：melanoma.org

♡男性抗乳癌陣線（Men Against Breast Cancer）：menagainstbreastcancer.org

♡轉移性癌症基金會（MetaCancer Foundation, Inc.）：metacancer.org

♡多發性骨髓瘤研究基金會（Multiple Myeloma Research Foundation）：themmrf.org

♡癌友支持社群（Cancer Support Community），設立部落格，提供線上支援：mylifeline.org

♡國家腦瘤協會（National Brain Tumor Society）：braintumor.org

♡國家乳癌組織聯盟（National Breast Cancer Coalition）：stopbreastcancer.org

♡國家癌症研究院（National Cancer Institute）：cancer.gov

♡國家子宮頸癌組織聯盟（National Cervical Cancer Coalition）：nccc-online.org

♡國家兒童癌症協會（National Children's Cancer Society）：thenccs.org

♡國家癌症康復組織聯盟（National Coalition for Cancer Survivorship）：canceradvocacy.org

♡國家安寧緩和療護組織：nhpco.org

♡國家淋巴水腫支持網絡（National Lymphedema Network）：lymphnet.org

♡國家骨髓捐贈計畫（National Marrow Donor Program）：bethematch.org

♡國家卵巢癌聯盟（National Ovarian Cancer Coalition）：ovarian.org

♡國家病人通勤支援中心（National Patient Travel Center），為慈悲醫療天使（Mercy Medical

Angels）推出的計畫，協助需要接受治療或尋求第二意見的病人安排交通方式：mercymedical.org

♡美國原住民癌症倡議計畫（Native American Cancer Initiatives, Inc.）：natamcancer.org

♡救命良藥（NeedyMeds），提供財務支援：needymeds.org

♡嶄新人生（Nueva Vida）：nueva-vida.org

♡少數民族健康辦公室（Office of Minority Health）：minorityhealth.hhs.gov

♡腫瘤線上（OncoLink），提供癌症與照護相關資源，亦提供特定文化的資源：oncolink.org

♡口腔癌基金會（Oral Cancer Foundation）：oralcancerfoundation.org

♡卵巢癌研究聯盟（Ovarian Cancer Research Alliance）：ocrahope.org

♡胰臟癌行動網（Pancreatic Cancer Action Network）：pancan.org

♡藥品協助工具（Medicine Assistance Tool），由美國藥品研究及製造商協會推出：medicineassistancetool.org

♡病友互助網基金會（Patient Access Network Foundation），提供財務支援：panfoundation.org

♡病人權益基金會（Patient Advocate Foundation）：patientadvocate.org

♡病人服務公司（Patient Services, Inc.），提供財務支援：patientservicesinc.org

♡攝護腺癌基金會（Prostate Cancer Foundation）：pcf.org

♡攝護腺照護網（The Prostate Net）：theprostatenet.org

♡羅莎琳卡特照護機構（Rosalynn Carter Institute for Caregiving）：rosalynncarter.org。（譯注：羅莎琳卡特照護機構為美國第三十九任總統卡特 Jimmy Carter 的夫人創辦，致力推動人權、醫療照護等事務。）

♡姊妹互助網（Sisters Network），為非裔美籍乳癌病人提供服務：sistersnetworkinc.org

♡皮膚癌基金會（Skin Cancer Foundation）：skincancer.org

♡社會安全局（Social Security Administration），提供財務資源相關資訊：ssa.gov

♡州立醫療保險協助計畫（State Health Insurance Assistance Program，簡稱 SHIP），提供聯邦醫療保險諮詢與服務：medicare.gov

♡倖存者群像（Survivorship A to Z）：survivorshipatoz.org

♡口腔癌與頭頸癌病友支援（Support for People with Oral and Head and Neck Cancer）：spohnc.org。

♡蘇珊科曼基金會（Susan G. Komen Foundation）：komen.org。（譯注：蘇珊科曼於三十六歲因乳癌過世，其妹 Nancy G. Brinker 為完成其遺願，以其名創立。）

♡甲狀腺癌病人協會（ThyCa: Thyroid Cancer Survivors' Association）：thyca.org

♡藥物負擔救助計畫（Together Rx Access），提供藥物減免服務：trxaccess.org，提供財務協

助資源：needhelppayingbills.com

♡ 烏爾曼基金會（Ulman Foundation）：ulmanfoundation.org。（譯注：Doug Ulman 於二十歲左右罹患軟骨肉瘤與黑色素瘤，深深體會年輕癌友的需求，後與家人共同創立此基金會。）

♡ 聯合勸募（United Way），提供財務支援：unitedway.org

♡ 肺癌研究基金會（Lung Cancer Research Foundation）：lungcancerresearchfoundation.org

♡ Us TOO 國際（Us TOO International），協助攝護腺癌病友：ustoo.org

♡ 國際機要選擇組織（Vital Options International），提供財務支援：vitaloptions.org

♡ 女性實驗室（WomanLab），為女性提供性知識：womanlab.org

♡ 年輕倖存者聯盟（Young Survival Coalition）：youngsurvival.org

♡ 零：終結攝護腺癌（ZERO—The End of Prostate Cancer）：zerocancer.org

附錄五 癌症支持色彩表

可造訪官網 choosehope.com，深入了解這些色彩背後的故事。
可在此網站購買由癌症倖存者設計或為他們設計的商品，推廣癌症意識。

♡ 所有癌症：彩色
♡ 所有癌症：薰衣草色
♡ 闌尾癌：琥珀色
♡ 膀胱癌：金盞花色／藍色／紫色
♡ 腦瘤（腦癌）：灰色
♡ 乳癌：粉紅色

♡神經內分泌瘤（以前稱為「類癌」）：**斑馬條紋**

♡子宮頸癌：**藍綠色／白色**

♡兒童癌症：**金色**

♡結腸癌：**深藍色**

♡食道癌：**長春花色**

♡膽囊癌／膽管癌：**凱莉綠色（黃綠色）**

♡頭頸癌：**酒紅色／象牙白色**

♡非何杰金氏淋巴瘤：**紫紅色**

♡腎臟癌：**橙色**

♡平滑肌肉瘤：**紫色**

♡白血病：**橙色**

♡肝癌：**翡翠綠色**

♡肺癌：**白色**

♡淋巴瘤：萊姆綠色
♡黑色素瘤：黑色
♡多發性骨髓瘤：酒紅色
♡卵巢癌：藍綠色
♡胰臟癌：紫色
♡攝護腺癌（前列腺癌）：淺藍色
♡肉瘤／骨癌：黃色
♡胃癌：長春花色
♡睪丸癌：蘭花紫色
♡甲狀腺癌：藍綠色／粉紅色／藍色
♡子宮癌：桃色
♡彰顯照顧者的奉獻：梅子色

參考文獻

❶ Beauty through the Beast,"50 Percent of Couples Break up During a Cancer Diagnosis," December 20, 2015, https://medium.com/@CancerBTTB/50-percent-of-couples-break-up-during-a-cancer-diagnosis-2913389397 5f

❷ 出處同前。

❸ Metavivor, Historic Breast Cancer Research, Support and Awareness, https://www.metavivor.org/research

❹ Kathy LaTour,"Post-Cancer Fatigue: The Invisible Wound," August 3, 2018, https://www.curetoday.com/printer?url=publications/heal/2018/summer-2018/postcancer-fatigue-the-invisible-wound

健康生活 196

癌症病人的心聲

病人真正想要的，病人真正需要的

Voices of Cancer

What We Really Want, What We Really Need

原著 — 琳達・華特絲（Lynda Wolters）
譯者 — 李穎琦

總編輯 — 吳佩穎
編輯顧問暨責任編輯 — 林榮崧
封面設計暨美術編輯 — 江儀玲

出版者 — 遠見天下文化出版股份有限公司
創辦人 — 高希均、王力行
遠見・天下文化・事業群 董事長 — 高希均
事業群發行人／CEO — 王力行
天下文化社長 — 林天來
天下文化總經理 — 林芳燕
國際事務開發部兼版權中心總監 — 潘欣
法律顧問 — 理律法律事務所陳長文律師
著作權顧問 — 魏啟翔律師
社址 — 台北市 104 松江路 93 巷 1 號 2 樓
讀者服務專線 — 02-2662-0012 ｜ 傳真 — 02-2662-0007，02-2662-0009
電子郵件信箱 — cwpc@cwgv.com.tw
直接郵撥帳號 — 1326703-6 號 遠見天下文化出版股份有限公司
排版廠 — 極翔企業有限公司
製版廠 — 東豪印刷事業有限公司
印刷廠 — 祥峰印刷事業有限公司
裝訂廠 — 聿成裝訂股份有限公司
登記證 — 局版台業字第 2517 號
總經銷 — 大和書報圖書股份有限公司 電話／02-8990-2588
出版日期 — 2021 年 3 月 25 日第一版第 1 次印行

定價 — NT350 元
書號 — BGH196
ISBN — 978-986-525-100-0
天下文化官網 — bookzone.cwgv.com.tw

國家圖書館出版品預行編目(CIP)資料

癌症病人的心聲：病人真正想要的,病人真正需要的/琳達.華特絲(Lynda Wolters)著；李穎琦譯. -- 第一版. -- 臺北市：遠見天下文化出版股份有限公司, 2021.03
面；　公分. -- (健康生活；196)
譯自：Voices of cancer : what we really want, what we really need
ISBN 978-986-525-100-0 (平裝)

1. 癌症　2. 病人　3. 通俗作品

417.8　　110003499